DIETA

CHETOGENICA

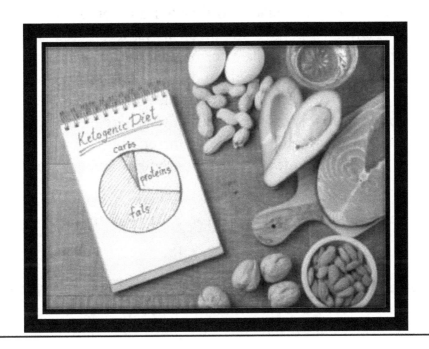

La guida essenziale per bruciare i grassi mangiando sano e migliorando la propria salute

Bonus: RICETTE facili, veloci e appetitose da preparare + Piano alimentare per 21 GIORNI

- Giulia Ricci -

SOMMARIO

Che cos'è la dieta chetogenica

In sostanza, è una dieta che induce il corpo a rilasciare chetoni nel flusso sanguigno. La maggior parte delle cellule preferisce utilizzare lo zucchero nel sangue, proveniente dai carboidrati, come principale fonte di energia del corpo. In assenza di zucchero nel sangue in circolo dal cibo, iniziamo a scomporre il grasso immagazzinato in molecole chiamate corpi chetonici (il processo è chiamato chetosi). Una volta raggiunta la chetosi, la maggior parte delle cellule utilizzerà i corpi suddetti per generare energia fino a quando non inizieremo a mangiare di nuovo i carboidrati. Il passaggio, dall'uso del glucosio circolante alla scomposizione del grasso immagazzinato come fonte di energia, di solito avviene in due o quattro giorni di consumo: 20-50 grammi di carboidrati al giorno. Tieni presente che questo è un processo altamente personalizzato e alcune persone hanno bisogno di una dieta più ristretta per iniziare a produrre abbastanza chetoni.

Poiché manca di carboidrati, una dieta chetogenica è ricca di proteine e grassi. In genere include un sacco di carne, uova, carni lavorate, salsicce, formaggi, pesce, noci, burro, oli, semi e verdure fibrose. Poiché è così restrittivo, è davvero difficile seguirlo nel lungo periodo. I carboidrati normalmente rappresentano almeno il 50% della tipica dieta standard.

Una delle principali critiche a questa dieta è che molte persone tendono a mangiare troppe proteine e grassi di scarsa qualità da alimenti trasformati, con pochissima frutta e verdura. I pazienti con malattie renali devono essere cauti perché questa dieta potrebbe peggiorare le loro condizioni. Inoltre, alcuni pazienti possono sentirsi un po' stanchi all'inizio, mentre altri possono avere alitosi, nausea, vomito, costipazione e problemi di sonno.

Una dieta chetogenica è salutare?

Abbiamo prove concrete che dimostrano che una dieta chetogenica riduce le convulsioni nei bambini, a volte con la stessa efficacia dei farmaci. A causa di questi effetti neuroprotettivi, sono state sollevate domande sui possibili benefici per altri disturbi cerebrali come il Parkinson, l'Alzheimer, la sclerosi multipla, i disturbi del sonno, l'autismo e persino il cancro al cervello. Tuttavia, non ci sono studi sull'uomo per supportare la raccomandazione della chetosi per il trattamento di queste condizioni.

La perdita di peso è la ragione principale per cui le persone usano la dieta chetogenica. Ricerche precedenti mostrano buone prove di una perdita di peso più rapida quando i pazienti seguono una dieta chetogenica o molto povera di carboidrati rispetto ai partecipanti a una dieta a basso contenuto di grassi più tradizionale, o anche una dieta mediterranea. Tuttavia, quella differenza nella perdita di peso sembra scomparire nel tempo.

È stato anche dimostrato che una dieta chetogenica migliora il controllo della glicemia nei pazienti con diabete di tipo due, almeno a breve termine. C'è ancora più controversia se si considera l'effetto sui livelli di colesterolo. Alcuni studi mostrano che alcuni pazienti hanno un aumento dei livelli di colesterolo all'inizio, solo per vederlo diminuire pochi mesi dopo. Tuttavia, non esiste una ricerca a lungo termine che analizzi i suoi effetti nel tempo sul diabete e sul colesterolo alto.

Una dieta chetogenica potrebbe essere un'alternativa interessante per trattare determinate condizioni e può accelerare la perdita di peso. Ma è difficile da seguire e può essere pesante sulla carne rossa e altri cibi grassi, lavorati e salati che sono notoriamente malsani. Inoltre, non sappiamo molto dei suoi effetti a lungo termine, probabilmente perché è così difficile mantenerlo che le persone non possono mangiare in questo modo per molto tempo. È anche importante ricordare che le "diete yo-yo" che portano a fluttuazioni rapide di perdita di peso sono associate a un aumento della mortalità. Invece di impegnarti nella prossima dieta popolare che durerebbe solo da poche settimane a mesi (per la maggior parte delle persone che include una dieta chetogenica), cerca di abbracciare un cambiamento sostenibile a lungo termine. Una dieta equilibrata e non trasformata, ricca di frutta e verdura molto colorata, carne magra, pesce, cereali integrali, noci, semi, olio d'oliva e molta acqua sembra avere la migliore prova per una vita lunga, più sana e vibrante.

TIPI DI DIETA CHETOGENICA

Poiché la dieta ad alto contenuto di grassi e a basso contenuto di carboidrati è cresciuta in popolarità, sono emerse diverse versioni e ognuna offre una serie unica di potenziali benefici e rischi.

Quest'anno, la popolarità del modo di mangiare chetogenico non è diminuita, anzi, sembra più forte che mai; questo è dovuto al fatto che offre il tipo di cambiamento dietetico che può produrre risultati molto velocemente come una rapida perdita di peso e una maggiore energia.

I devoti di Keto rimangono fedeli alla dieta il 100% delle volte, mentre altri hanno scoperto di aver bisogno di un po' più di carboidrati o proteine. Questo ha ispirato alcuni a modificare la dieta a basso contenuto di carboidrati e ad alto contenuto di grassi per soddisfare le loro esigenze.

La perdita di peso rapida entro poco tempo è un fattore allettante di Keto

Kristen Kizer, una dietista clinica registrata presso lo Houston Methodist Hospital in Texas, afferma che tutte queste diete hanno una cosa in comune.

La chetosi si verifica quando il corpo si trasforma in grasso come principale fonte di energia invece che in carboidrati, afferma Amy Shapiro, fondatrice di Real Nutrition con sede a New York. Mantenere il corpo in chetosi per lunghi periodi di tempo può portare alla perdita di peso. La chetosi è uno stato metabolico naturale in cui il corpo brucia i grassi anziché i carboidrati.

Quale tipo di dieta cheto è giusta per te?

Se stai già provando una dieta cheto o sei interessato ad avviarne una, potresti chiederti quale versione è per te. Ciò dipende da alcuni fattori, inclusi i tuoi obiettivi, il livello di attività e la storia della tua salute.

Qui, immergiti in sei dei tipi più popolari di dieta chetogenica.

1. Per il trattamento dell'epilessia viene utilizzata una dieta chetogenica rigorosa

Come funziona: Quando le persone dicono di essere sulla versione rigorosa di cheto, probabilmente si riferiscono a quella che ha dimostrato di aiutare a curare l'epilessia. A volte chiamata "dieta cheto terapeutica", questa è la versione originale del cheto, che è stata creata negli anni '20 per aiutare a trattare le convulsioni. "La chetosi severa era tradizionalmente per coloro che la utilizzavano come parte del trattamento per le persone con epilessia che non rispondevano ai farmaci", dice Kizer.

Lo studio originale ha scoperto che attenersi alla dieta cheto per un anno ha portato a miglioramenti per il 44% dei partecipanti allo studio, con un altro 12% che è diventato libero da crisi.

Questa versione della dieta consente la quantità più bassa di carboidrati (quindi è la più rigorosa). Secondo lo studio *Practical Neurology, il* 90% delle calorie giornaliere proviene dai grassi, il 6% dalle proteine e solo il 4% dai carboidrati.

Rischi da notare Gli effetti collaterali più comuni tra i bambini che hanno seguito la dieta erano costipazione, perdita di peso e problemi di crescita o anoressia. I problemi di crescita tra i bambini possono essere il risultato di un limitato apporto di proteine.

C'è anche il rischio di sviluppare ipercalciuria (alti livelli di calcio nelle urine), calcoli renali e bassi livelli di zucchero nel sangue. Anche se la maggior parte della ricerca è stata sui bambini, gli adulti potrebbero riscontrare gli stessi problemi, più forse il colesterolo alto, anche se i livelli dovrebbero diminuire una volta che si interrompe la dieta e si ricomincia a mangiare normalmente.

Non sorprende che questa versione rigorosa di cheto sembra anche essere la più difficile cui attenersi: la ricerca mostra delle versioni modificate della dieta hanno tassi di abbandono inferiori.

2. La dieta cheto standard è la versione più comune

Come funziona: Questo è l'approccio più comune al cheto e prevede l'approvvigionamento del 75% delle calorie dai grassi, del 20% dalle proteine e del 5% dai carboidrati. Ciò significa limitare l'assunzione di carboidrati a circa 20-30 grammi di carboidrati al giorno.

Per chi è migliore: Persone che cercano di accelerare la perdita di peso e sfruttare gli altri benefici per la salute segnalati

Rischi da notare Kizer dice che ci sono alcuni gruppi che non dovrebbero seguire la versione standard di cheto (o qualsiasi altra versione): donne incinte, persone con diabete (almeno non prima di averne discusso con un medico) e persone con una storia di calcoli renali. Nota che la chetosi può provocare alitosi, vertigini, costipazione e bassi livelli di energia (comunemente chiamata " influenza cheto ") per le prime settimane.

3. Il cheto mirato è per gli atleti che cercano di migliorare le loro prestazioni

Come funziona: Seguirai la dieta cheto come al solito fino a 30-45 minuti prima dell'esercizio, poi è il momento di mangiare circa 25 g di carboidrati. L'idea è che avrai abbastanza carboidrati per alimentare il tuo allenamento e sarai comunque in grado di tornare facilmente alla chetosi dopo esserti raffreddato. Scegli carboidrati facili da digerire (ad esempio, pane bianco o riso bianco) e assicurati di non aggiungere calorie al tuo totale giornaliero: ridistribuiscili semplicemente.

Per chi è migliore: Questo approccio è destinato alle persone che s'impegnano frequentemente in allenamenti intensi per la costruzione muscolare. Stiamo parlando di esercizi ad alta intensità, come correre, nuotare o giocare a tennis per ore e ore. Andare in palestra a un ritmo moderato un paio di volte a settimana probabilmente non lo taglierà.

4. Una dieta chetogenica ad alto contenuto proteico può essere la migliore per i bodybuilder

Come funziona: Questa versione di cheto richiede di aumentare leggermente l'assunzione di proteine. Le proteine dovrebbero costituire circa il 30 percento delle calorie, con il restante 65 percento proveniente dai grassi e il 5 percento dai carboidrati, dice Spritzler. Cerca di ottenere le tue proteine sia da animali (carne, pesce e latticini) che da piante (noci e semi).

Per chi è migliore: Questo è pensato per coloro che hanno bisogno di proteine per proteggere la massa muscolare, come i bodybuilder e le persone anziane che hanno bisogno di prevenire la disgregazione muscolare. È anche una buona opzione per coloro che mostrano segni di carenza di proteine. Questi segni includono una perdita di muscoli o diradamento dei capelli.

Rischi da notare: Chi ha problemi ai reni deve fare attenzione a non aumentare troppo l'assunzione di proteine. Le persone con malattie renali possono sperimentare l'accumulo di rifiuti nel sangue se hanno troppe proteine.

Il cheto ad alto contenuto proteico potrebbe non essere adatto a te se stai seguendo la dieta per motivi terapeutici. "La ragione per cui le proteine sono limitate [nel cheto] è perché l'obiettivo è curare l'epilessia e avere alti livelli di chetoni". "Le proteine non ti cacciano dalla chetosi se ne hai molte, ma abbasseranno sicuramente la quantità di chetoni nel sangue." Poiché un po'più di proteine non dovrebbe influire sulla capacità del tuo corpo di rimanere in chetosi, questa versione della dieta offre gli stessi benefici di perdita di peso della cheto standard.

5. Una dieta cheto ciclica (o "ciclismo cheto") può aiutarti a restare fedele alla dieta

Come funziona: Con il cheto ciclico, chiamato anche cheto cycling, entrerai ed uscirai dal cheto, di solito rimanendo a dieta per cinque giorni, seguiti da uno o due giorni con più carboidrati. "Lo scopo del keto cycling è rendere più facile per qualcuno seguire. Ogni cinque o sei giorni possono assumere i carboidrati che hanno ridotto completamente." Non esiste un protocollo fisso su come dovrebbero essere i tuoi giorni di carboidrati, ma Kizer avverte di non esagerare perché ciò renderà più difficile per il corpo tornare alla chetosi.

Per chi è meglio: Questo è destinato a coloro che hanno difficoltà a restare fedeli al cheto. "Può essere utile se qualcuno vuole fare una pausa e consumare carboidrati". Potrebbe non essere facile per tutti.

6. La dieta chetogenica pigra potrebbe essere la versione più semplice

Come funziona: Lo scopo della cosiddetta dieta "lazy keto" è di rendere il cheto più facile da seguire. Contare calorie, grassi e assunzione di proteine: per alcune persone è tutto troppo complicato. "Tutto quello che monitori sono i carboidrati nel cheto pigro", dice Kizer.

Dovresti comunque vedere risultati simili al normale cheto, purché mantieni l'assunzione di carboidrati abbastanza bassa e non esagerare nel reparto proteine, dice Kizer. "Fintanto che i carboidrati rimangono abbastanza bassi, che variano da persona a persona ma di solito sono inferiori a 50 g al giorno, si rimarrà in chetosi". Di conseguenza, sarai in grado di vedere gli effetti associati all'essere nello stato metabolico.

Per chi è migliore: Questo è pensato per coloro che sono interessati alla chetosi ma non vogliono essere disturbati dal monitoraggio di calorie, proteine e grassi.

Il cheto pigro può essere pericoloso se lo prendi nel senso che a volte segui una dieta cheto e a volte no. "La chetosi è tutto o niente - o sei in chetosi o non lo sei", dice Kizer. "Quello che mi preoccupa è quando le persone dicono che stanno seguendo una dieta cheto ma non fino in fondo o qualcosa del genere. Ciò potrebbe portare a un aumento di peso e ad un aumento dei valori lipidici nel sangue se qualcuno inizia a seguire una dieta ricca di grassi e prende in prestito concetti dalla chetosi ".

7. Una dieta keto mediterranea può essere un modo più sano per mangiare

Come funziona: Pensa al cheto mediterraneo come una combinazione di due approcci popolari al mangiare: attenersi alle quantità standard di cheto macro, enfatizzando gli elementi della dieta mediterranea come il pesce grasso e l'olio d'oliva. L'enfasi principale è sulla qualità dei grassi che mangerai. "A differenza della dieta cheto standard, che non specifica a quali grassi dare la priorità, le diete chete mediterranee enfatizzano opzioni come gli acidi grassi monoinsaturi, che possono aiutare a ridurre il colesterolo LDL e gli omega-3 che sono antinfiammatori ".

Per chi è migliore: Questo è per coloro che desiderano un approccio flessibile a un'alimentazione sana che sia sostenibile a lungo termine, e che desiderano una maggiore enfasi sugli elementi mediterranei come il cibo non trasformato e l'alta densità di nutrienti. Se sei un grande fan del salmone e delle sardine, questa potrebbe essere la tua scelta keto preferita.

8. Keto 2.0 è un tipo a basso contenuto di grassi della dieta standard

Come funziona L'ultimo rinnovamento della dieta cheto è Keto 2.0, che sta guadagnando terreno per coloro che ritengono che la dieta cheto standard sia troppo restrittiva e difficile da sostenere a lungo termine.

Con Keto 2.0, la quantità di grassi diminuisce, mentre i carboidrati e le proteine aumentano, con l'idea che sarai in grado di mangiare una più ampia varietà di carboidrati, come frutta, verdura, fagioli e cereali integrali. Anche i tagli di carne più magri, così come i frutti di mare, sono enfatizzati in Keto 2.0. La ripartizione qui è del 50% di grassi, 30% di proteine e 20% di carboidrati. "In generale, questa dieta consente una maggiore varietà rispetto alla dieta cheto tradizionale".

Per chi è meglio: Questo approccio è destinato alle persone che stanno cercando di perdere peso, ma hanno difficoltà ad attenersi alle quantità di carboidrati molto basse nella dieta cheto standard. "L'unica dieta efficace per dimagrire è quella che puoi seguire a lungo termine", aggiunge. "Includere più carboidrati può rendere più facile per alcune persone seguire i cambiamenti per tutta la vita a ciò che mangiano".

9. Dirty Keto è simile alla dieta standard ma amplia il menu

Come funziona: Questa dieta è così divertente come sembra? Dipende a chi lo chiedi. La distribuzione dei macronutrienti nell'approccio "sporco cheto" è lo stesso che nel piano di Keto di serie. La grande differenza è che la fonte di queste macro può provenire da qualsiasi tipo di cibo, compresi i pasti altamente trasformati e preconfezionati. Ad esempio, invece di ottenere grassi sani e carboidrati bassi dalle mandorle, puoi invece raggiungere le tue macro quantità con cotiche di maiale barbecue. "Il punto principale del cheto sporco è che, poiché le quantità di macronutrienti che segue supportano uno stato chetogenico, non importa da dove provengano quelle macro".

Per chi è migliore: Questa variazione è per coloro che hanno bisogno di un alto livello di praticità e non hanno il tempo o l'interesse per cucinare e preparare i pasti. Questo potrebbe anche essere il percorso più semplice da seguire per coloro che stanno appena entrando in cheto, dal momento che puoi attenerti a cheto anche quando viaggi o hai a che fare con un programma fitto di appuntamenti
- devi solo leggere attentamente le etichette dei pacchetti piuttosto che andare in profondità nella pianificazione dei pasti.

10. Clean Keto richiede il consumo di alimenti biologici (e altri "sani")

Come funziona: Oscillare nella direzione opposta all'approccio cheto sporco è, naturalmente, cheto pulito. Ma non è un 180° completo, perché puoi ancora concentrarti sulla convenienza. Inoltre continuerai a mantenere la stessa distribuzione di macronutrienti del cheto standard.

La differenza è che il cheto pulito si basa sull'approvvigionamento delle versioni più sane degli alimenti. Ciò significa che cercherete termini come biologico, nutrito con erba, allevato a pascolo e spremuto a freddo. Ti appoggerai anche pesantemente ai cibi vegetali integrali.

Per chi è migliore: Questo approccio è per coloro che si concentrano sulla qualità del cibo tanto quanto sul tracciamento macro. Inoltre, il cheto pulito può comportare maggiori investimenti finanziari, poiché le carni nutrite con erba e l'olio extravergine di oliva spremuto a freddo tendono ad essere più costosi rispetto alle opzioni di qualità inferiore, specialmente quelle confezionate per comodità.

I vantaggi della dieta Chetogenica

C'è un sacco di clamore intorno alla dieta chetogenica. Alcuni ricercatori giurano che sia la dieta migliore per la maggior parte delle persone, mentre altri pensano che sia solo un'altra dieta di moda.

In una certa misura, entrambi i lati dello spettro hanno ragione.

Tuttavia, la dieta chetogenica ha anche molte solide ricerche a sostegno dei suoi benefici. In effetti, è stata ritenuta la migliore della maggior parte delle diete nell'aiutare le persone con:

- Epilessia
- Diabete di tipo 2
- Diabete di tipo 1
- Ipertensione
- Il morbo di Alzheimer
- morbo di Parkinson
- Infiammazione cronica
- Livelli elevati di zucchero nel sangue
- Obesità
- Cardiopatia
- Sindrome delle ovaie policistiche

- Malattia del fegato grasso

- Cancro

- Emicranie

Anche se non sei a rischio per nessuna di queste condizioni, la dieta chetogenica può essere utile anche per te. Alcuni dei vantaggi che la maggior parte delle persone sperimenta sono:

- Migliore funzione cerebrale

- Una diminuzione dell'infiammazione

- Un aumento di energia

- Migliore composizione corporea

Come puoi vedere, la dieta chetogenica ha una vasta gamma di benefici, ma è migliore di altre diete?

L'enigma delle calorie

Molti ricercatori sostengono che la chetosi (bruciare i chetoni per il carburante) e le restrizioni dei carboidrati svolgono solo un ruolo minore nei benefici della dieta chetogenica.

Benefici per chi vuole solo migliorare la salute?

- Migliora la funzione cerebrale

- Aumenta l'energia

- Riduci il dolore e l'infiammazione

- Migliora la composizione corporea

Chetosi (cos'è cosa significa andare in chetosi)

La dieta chetogenica è un modo popolare ed efficace per perdere peso e migliorare la tua salute.

Se seguita correttamente, questa dieta a basso contenuto di carboidrati e ricca di grassi aumenterà i livelli di chetoni nel sangue.

Effetti sugli ormoni

La Keto (dieta chetogenica) è un argomento molto *così* caldo in questo momento. La chetosi è la nuova tendenza di low carb, paleo e superfood tutto racchiuso in uno. Anche la tendenza cheto è impressionante in quanto sta realizzando un approccio nutrizionale un po' complicato che fornisce tonnellate di benefici per la salute, qualcosa di degno di nota che ora sta attirando l'attenzione.

Tuttavia, a causa della crescita in forte espansione, tutti stanno saltando sul carrozzone cheto e urlano la propria opinione. La parte negativa del salto di tendenza, soprattutto all'inizio, è che c'è un enorme squilibrio tra le persone che scrivono di opinioni e le persone che scrivono di fatti.

Quello che succede è che una persona pubblicherà o commenterà sulla dieta chetogenica una dichiarazione emotiva (*un'opinione*) trascurando la ricerca corrente e il meccanismo biologico (*fatti*). Poiché all'inizio non ci sono molti fatti qualificati sulla chetosi scritti su Internet, più persone scrivono post citando i precedenti post privi di prove, e un'opinione imprecisa viene ripetuta per l'eternità, o fino a quando la tendenza svanisce, senza mai affrontare tali affermazioni.

Gli attacchi di disinformazione alla dieta chetogenica danneggiano la "tendenza" e spaventano le persone dall'utilizzare effettivamente questo approccio nutrizionale per ridurre l'infiammazione, perdere grasso, aumentare l'energia, curare il cancro, il diabete, l' ipercolesterolemia, le malattie neurodegenerative e altro ancora. Non fraintendetemi, le persone possono anche sopravvalutare i benefici della chetosi, sostenendo che è una panacea per tutte le condizioni di salute quando non lo è. Anche questo è un problema, anche se non così pressante.

LA CHETOSI INFLUISCE GLI ORMONI?

La più grande disinformazione negativa (*mito*) attuale riguardo a una dieta chetogenica è che uno stato di chetosi distruggerà gli ormoni delle donne.

Questo è facilmente il contraccolpo più comune che ricevo dopo che le persone mi vedono promuovere una dieta chetogenica.

L'argomento principale che deve essere schiacciato è questo:
una dieta chetogenica rovina gli ormoni delle donne.

I problemi ormonali nelle donne non sono divertenti e sì, esistono. Questi problemi provocano bassa energia, perdita di massa ossea, debolezza, aumento di peso, amenorrea, sbalzi d'umore e altro ancora.

Contrariamente all'opinione popolare di Internet, la chetosi **non** è la causa dei problemi ormonali.

La parte più frustrante è che nessuno ha un meccanismo biologico valido sul perché questo sarebbe effettivamente un problema e sembra che stia semplicemente ripetendo a pappagallo l'opinione di qualcun altro, o semplicemente lavorando su alcune vaghe osservazioni correlative senza comprendere i processi biologici. La maggior parte delle "prove" che supportano questo argomento è aneddotica, il che porta con sé molti difetti di cui parlerò a breve.

Per essere chiari non sto dicendo che l'alimentazione non possa causare enormi problemi ormonali alle donne. Inoltre, non sto dicendo che una dieta chetogenica sia appropriata per tutti. Quello che sto dicendo è che una dieta chetogenica eseguita correttamente non ha effetti negativi osservabili sugli ormoni delle donne.

Per affrontare questo problema discuteremo prima la logica e l'argomento che le persone stanno facendo sul perché la chetosi porti a problemi ormonali nelle donne e perché penso che questi argomenti non siano validi. In secondo luogo, tratteremo i motivi per cui le persone stanno effettivamente riscontrando problemi ormonali e attribuiremo aneddoticamente questi problemi alla chetosi e i passaggi per risolvere questi problemi se li stai riscontrando.

Innanzitutto, la logica secondo cui la chetosi innesca problemi ormonali nelle donne è suddivisa in un paio di argomenti principali: la chetosi rovinerà la tiroide e la chetosi rovinerà il tuo ipotalamo / ipofisi / ghiandole surrenali.

Argomento 1: la chetosi fa male alla tiroide

Un argomento principale del motivo per cui la chetosi può rovinare gli ormoni delle donne deriva dal pensiero che "i carboidrati sono necessari per la funzione tiroidea", perché con carboidrati più bassi (e calorie inferiori) si osserva una *diminuzione dell'ormone T3 circolante*. La scienza certamente lo supporta. Un marker tiroideo abbassato (T3) è associato alla dieta chetogenica, specialmente se associato a restrizione calorica.

Tuttavia, dobbiamo mettere insieme due più due. C'è una ragionevole confusione qui per le persone che non sono chiare sul funzionamento della ghiandola tiroidea. Il problema è che le persone demonizzano questo risultato perché confondono il T3 inferiore con la disfunzione tiroidea e l'ipotiroidismo.

Per essere molto chiari, **abbassare il T3 NON è la stessa cosa dell'ipotiroidismo.**

Questa sarà una versione molto semplificata di come funziona la ghiandola tiroidea, ma hai diversi ormoni in gioco che vengono misurati per determinare l'attività della ghiandola e come tale, dovresti probabilmente avere una panoramica molto breve. La tua ghiandola pituitaria secerne l'ormone stimolante la tiroide (*TSH*), che stimola la ghiandola tiroidea a produrre tiroxina (*T4*). T4 si converte in triiodotironina (*T3*) e quindi T3 agisce sui tessuti periferici. TSH, T4 e T3 (tra gli altri marker) vengono misurati come parte di un pannello tiroideo.

Ipotiroidismo, una brutta disfunzione ormonale associata a stanchezza, aumento di peso, perdita di capelli, depressione, irritabilità e altro ancora. L'ipotiroidismo viene tipicamente diagnosticato clinicamente con **alti livelli di TSH e bassi livelli di T4 libera.** La tua ghiandola pituitaria sta dicendo "Ehi, tiroide, puoi farci ancora un po' di T4, sembra che stiamo finendo ... per favore?" (*aumenta il TSH*) ma la tua ghiandola tiroidea dice "Nah, me ne vado per un po', gestisci tu." (*non secerne T4*). Hai notato quale forma di ormone tiroideo non fa parte di questa conversazione? **T3.** T3 è la forma che viene ridotta con diete ipocaloriche e chetogeniche. Quando viene ridotto solo il T3, la tiroide viene altrimenti etichettata come "eutiroideo", che significa tiroide normale.

Non solo vediamo un abbassamento del T3 *indipendentemente* dalla normale funzione tiroidea, ma livelli più bassi di T3 mostrano effettivamente benefici per essere anti-catabolici, preservando la massa muscolare e migliorando la longevità. È stato anche dimostrato un abbassamento del T3 con un contemporaneo *aumento* del dispendio energetico Questo ***non*** è ipotiroidismo. Avresti diminuito l'energia.

Aspetta ... siamo *sicuri* che il T3 inferiore vada bene? Tipo, *davvero* sicuro? Sì. L'abbassamento del T3 è probabilmente uno dei meccanismi alla base dei dati che mostrano la massa di tessuto magro preservata con una dieta chetogenica, che è un fantastico vantaggio della chetosi. Se soffrissi d'ipotiroidismo, perderesti massa muscolare. Una dieta chetogenica a basso contenuto di carboidrati ha un effetto isolante su T3 e nessun effetto TSH o T4, quindi non sei ipotiroideo e la tua ghiandola tiroidea funziona bene.

Quindi, di nuovo, **no, non diventerai ipotiroideo se il tuo T3 diminuisce.** Una dieta a basso contenuto calorico e chetogenica riduce selettivamente il T3 senza effetti sulla ghiandola tiroidea nel suo insieme.

Questo è anche completamente reversibile poiché il T3 ritorna alla linea di base dopo che sono state aggiunte calorie e carboidrati. L'ipotiroidismo non s'inverte immediatamente e magicamente se hai quel problema. Ma se c'è un'abbondanza di benefici che si possono ottenere con un T3 più basso, perché dovresti invertirlo a comando?

Questo sarebbe analogo all'abbassamento dei trigliceridi con una dieta chetogenica, il che è benefico, quindi essere sollevato di sapere che puoi semplicemente aumentarli di nuovo.

Riepilogo: la tua tiroide funziona normalmente con una dieta chetogenica e non soffri d'ipotiroidismo. Il T3 circolante diminuisce, il che è completamente reversibile e probabilmente benefico.

Argomento 2: la chetosi è dannosa per il tuo asse HPA e altri ormoni

L'ipotalamo è una ghiandola del corpo responsabile della secrezione degli ormoni. Questo comunica anche con la ghiandola pituitaria e le ghiandole surrenali, altrimenti noto come asse ipotalamico, ipofisario, surrenale (o HPA). Una delle principali preoccupazioni è che una dieta chetogenica interferisca con la comunicazione di questo sistema ormonale portando al caos più totale.

Gli studi hanno dimostrato, con grafici e scrivendo, letteralmente, "... l'equilibrio energetico negli animali che seguono una KD (dieta chetogenica) sembra essere controllato da meccanismi al di fuori delle normali vie ipotalamiche". Ci sono cose chiamate neuropeptidi ipotalamici che sono chiaramente estremamente elevate in una dieta chetogenica e pensate come un meccanismo superiore di stimolazione ipotalamica. Ci sono anche altri studi che dimostrano che i chetoni attraversano la barriera ematoencefalica e agiscono come molecole di segnalazione sui neuropeptidi ipotalamici.

Si noti che questo adattamento metabolico per aumentare i neuropeptidi ipotalamici NON si verifica quando si mangia una dieta ricca di grassi e povera di carboidrati, che non è la stessa cosa di una dieta chetogenica. Questo è molto importante e verrà discusso in seguito. Basso contenuto di carboidrati non significa chetogenica, e alto contenuto di grassi non lo fa chetogenica media. Usare i chetoni per produrre energia significa chetogenico.

Se stai misurando i processi ipotalamici standard, non ci sono prove che una dieta chetogenica influenzi in alcun modo questo percorso. L'unica cosa che i dati mostrano è che la segnalazione chetonica utilizza un percorso diverso (*e probabilmente più efficiente*). Dovrebbe essere di buon senso che se la funzione dell'asse HPA è inalterata e potenzialmente migliorata, il cortisolo dovrebbe andare bene.

Un altro argomento strettamente correlato è che la chetosi riduce la leptina, un ormone correlato alla sazietà e alla regolazione dell'energia. Inoltre, i risultati della modulazione della leptina dalla chetosi sono ovunque. La leptina è più alta con una dieta chetogenica, aspetta che sia più bassa, non aspetta che non cambi affatto. Fortunatamente, vediamo che una dieta chetogenica regola il metabolismo energetico a un ritmo più elevato e completamente al di fuori del sistema della leptina. Pertanto, non trovo questo argomento convincente.

Nel frattempo, è stato dimostrato che i problemi ormonali femminili *si* verificano effettivamente con la perdita di peso mediata dalla restrizione calorica, dallo stress eccessivo e dall'esercizio fisico ad alta intensità.

Riepilogo: la chetosi agisce sull'ipotalamo in modo completamente diverso rispetto a una dieta non chetogenica, senza dati conclusivi sulla riduzione dell'attività ormonale nell'asse HPA.

Ok, quindi queste sono le mie dissezioni degli argomenti che le persone stanno effettivamente facendo sul meccanismo. Ma che dire di tutte quelle storie aneddotiche di chetosi che rovinano gli ormoni? Le persone stanno osservando le conseguenze negative, di sicuro. **Qui esporrò perché le persone hanno problemi e perché non ha nulla a che fare con la chetosi.**

Problema con chetosi e ormoni n. 1: non sei effettivamente in chetosi

Di gran lunga il problema più grande con chi dice che "la chetosi non ha funzionato per me" e che ha portato a effetti negativi è semplicissimo: ***non erano in chetosi.*** Le persone immaginano solo che se mangiano a basso contenuto di carboidrati o ad alto contenuto di grassi, sono in uno stato di chetosi. Basso contenuto di carboidrati e cheto non sono la stessa cosa. Alto contenuto di carboidrati e diabete non sono la stessa cosa. Il tuo corpo ha bisogno di utilizzare effettivamente la ripartizione dei grassi (chetoni) per produrre energia affinché sia in chetosi. Devi fare un test per assicurarti di essere in chetosi, altrimenti non ne hai davvero idea.

Perché non puoi indovinare? In realtà l'utilizzo di chetoni per produrre energia cambia drasticamente il tuo metabolismo rispetto ad essere solo "a basso contenuto di carboidrati" e ad alto contenuto di grassi. Stai usando percorsi completamente diversi nel tuo corpo per cose diverse e stai regolando l'energia in un modo completamente diverso. Essere a basso contenuto di carboidrati e ad alto contenuto di grassi ma non in chetosi è un modo semplice e veloce per sentirsi molto stanchi. Ma come fai a sapere se sei in chetosi? **Devi metterti alla prova.** Questo non è un gioco d'ipotesi. Le urine e i misuratori del respiro non sono precisi, devi controllare se i chetoni sono effettivamente nel tuo sangue. Lo misurerai in mmol e otterrai un numero, che deve essere *costantemente* superiore a 0,5 e *non* con l'uso di chetoni esogeni. L'assunzione di chetoni esogeni ha di per sé benefici, ma non significa essere in chetosi.

Inoltre, le persone che fanno il test ma abbandonano dopo una settimana o due perché non si sentivano bene probabilmente non erano nemmeno in grado di usare i chetoni per produrre energia. Se hai mangiato carboidrati per tutta la vita, i recettori delle tue cellule hanno letteralmente bisogno di cambiare per essere in grado di utilizzare i chetoni in modo efficace. Possono essere necessari alcuni mesi per diventare completamente "grasso adattato". Casualmente questo è ciò che i chetoni esogeni possono effettivamente aiutare.

Se non sai davvero se il tuo metabolismo è passato a uno stato completamente diverso, non stupirti se non ti senti bene. Inoltre, non dirmi che la chetosi è il diavolo e ti ha quasi ucciso se non hai misurato costantemente i tuoi livelli di chetoni per un periodo di tempo abbastanza decente.

Come risolvere questo problema: devi eseguire un test per assicurarti di essere effettivamente in chetosi (> 0,5 mmol). Non c'è modo di aggirare questo. "Low carb" non è abbastanza buono.

Problema con chetosi e ormoni n. 2: non mangi abbastanza

Ci sono molti dati sul fatto che la restrizione calorica a lungo termine rovina la regolazione degli ormoni, specialmente nelle donne. Il problema qui è che questo non ha nulla a che fare con la chetosi. Ci sono anche studi che mentre la restrizione calorica rovina gli ormoni, la chetosi in particolare non lo fa.

Simile alla misurazione se sei in chetosi, stai indovinando o testando con l'assunzione di cibo? Stai misurando e monitorando l'assunzione di cibo?

Imparerai presto qual è la tua quantità target giornaliera e che aspetto hanno 30 g di grassi e 20 g di proteine insieme, ad esempio. Se necessario, usa un qualsiasi contatore di calorie macro bro per determinare quale dovrebbe essere un carico calorico di "mantenimento". Questo è buono per una dieta chetogenica. Per quanto allettante possa essere, **non cercare di limitare le calorie con una dieta chetogenica.**

Non devi preoccuparti della restrizione calorica se stai cercando di perdere grasso con una dieta chetogenica. Puoi effettivamente mangiare più cibo mentre sei in chetosi e perdere comunque la stessa quantità di perdita di grasso delle persone che limitano le calorie. La velocità del metabolismo e della regolazione energetica è molto più alta con una dieta chetogenica. Ciò significa **che puoi mangiare la stessa quantità di una dieta di mantenimento e comunque perdere grasso come se fossi a dieta ipocalorica,** senza problemi ormonali ovviamente.

Se stai seguendo una dieta chetogenica e una restrizione calorica cronica, sì, questo potrebbe portare a problemi ormonali. **Questo non è un problema con la chetosi.** Questo è essere in uno stato di fame cronica e far incazzare il tuo corpo. Regola verso il basso alcuni ormoni e quindi hai problemi ormonali.

Associato a questo problema, ma troppo di un argomento da solo per affrontare in questo capitolo è la qualità del cibo. Non essere sciocco e adotta un approccio macro per mangiare con una dieta chetogenica. Mangia cibi veri che contengono micronutrienti. Mangia cibo vero.

Come risolvere questo problema: assicurati di mangiare abbastanza cibo di alta qualità. Calcola una quantità approssimativa di quanto dovresti mangiare e monitora l'assunzione di cibo.

Problema con chetosi e ormoni n. 3: ti stai allenando troppo

Lasciatemi affermare di nuovo, molto chiaramente: *una dieta chetogenica non è perfetta per tutti.*

Se stai cercando di fare esercizi ad alta intensità 3+ volte a settimana con le prestazioni come priorità, e segui una dieta chetogenica e inizi a manifestare sintomi di sovrallenamento, sì, questo potrebbe portare a problemi ormonali. Non è colpa della chetosi, è dell'applicazione dello strumento sbagliato al lavoro sbagliato.

Il sovrallenamento è sicuramente un fenomeno non divertente e sicuramente incasina gli ormoni. Ciò include la diminuzione degli organi riproduttivi femminili, la modulazione della ghiandola tiroidea e l'aumento del cortisolo. I sintomi del sovrallenamento possono includere debolezza, affaticamento, bassa energia, amenorrea e umore basso. Come sempre con qualsiasi cosa tu faccia nella vita, devi chiederti se stai usando lo strumento giusto per il lavoro giusto. La chetosi è uno strumento. Direi che la chetosi non è un ottimo strumento per supportare il carburante per un allenamento ad alta intensità sostenuto. Per conoscere lo strumento che devi utilizzare, devi conoscere il lavoro che stai cercando di svolgere. Se provassi a usare un martello per avvitare qualcosa insieme o per segare il legno, e frantumassi tutto a pezzi, non mi lamenterei del martello, mi lamenterei di aver sbagliato prospettiva. *Suggerimento:* non puoi avere tutto.

Quali sono le tue priorità? Se dovessi classificarli tra i primi cinque, dove si trovano? **Non c'è nulla di magico nella chetosi che lo renda un approccio nutrizionale che tutti devono adottare.** Devi essere onesto con te stesso e affrontare i tuoi obiettivi da uno a cinque. Inizia con la priorità più importante per te e concentrati su quella. Non essere così sciocco da pensare che puoi avere la tua torta ed essere anche keto.

Se il tuo obiettivo è alta energia, bassa infiammazione, maggiore durata della vita, chiarezza mentale, perdita di peso, facilità di digiuno, prevenzione del cancro e delle malattie neurodegenerative e aumento della salute mitocondriale, una dieta chetogenica potrebbe essere per te.

Se il tuo obiettivo è aumentare la massa muscolare, la gravidanza o prestazioni atletiche ad alta intensità, una dieta chetogenica probabilmente non fa per te. Le richieste di determinati sistemi energetici con un reggimento di allenamento super esplosivo non si abbinano bene a una dieta chetogenica.

Ci sono alcune discussioni ora che sostengono che se somministrato abbastanza a lungo, chiunque può diventare grasso adatto a qualsiasi obiettivo. Si sostiene che questi adattamenti possano richiedere fino a due anni, ma gli atleti devono prendere tempo per aumentare il loro allenamento e resistere alla tentazione di sovrallenarsi all'inizio del passaggio a una dieta chetogenica. Non lo consiglio perché il verdetto è ancora tutt'altro che conclusivo.

Se vuoi ancora fare esercizi ad alta intensità e rimanere su una dieta chetogenica, limitati un po' e non spingere come se stessi mangiando carboidrati. Potresti anche pensare di usare chetoni esogeni, specialmente quando passi alla chetosi e mentre ti alleni, poiché il tuo corpo non avrà molta energia prontamente disponibile. Mangiare carboidrati "scarsi", non essere in piena chetosi nutrizionale e aggiungere solo chetoni esogeni non ti salverà però. I chetoni esogeni renderanno più facili gli allenamenti duri, ma non creano una magica via di mezzo in cui puoi mangiare una dieta non chetogenica e pensare di essere in chetosi solo perché hai temporaneamente elevati livelli di chetoni.

Ancora una volta, quali sono le tue priorità? Lascia che il tuo ego fluttui un po' e non preoccuparti se il tuo PR scende del 5% se questo significa che sei più sano nel complesso. Non allenarti così pazzo se stai passando a una dieta chetogenica, *soprattutto* all'inizio.

Come risolvere questo problema: allinea le tue scelte nutrizionali con i tuoi obiettivi. Se le prestazioni ad alta intensità sono il numero uno non seguire una dieta chetogenica. Se stai avendo problemi energetici o ormonali con una dieta chetogenica, interrompi l'allenamento così dannatamente duro.

Problema con chetosi e ormoni n. 4: devi affrontare i tuoi livelli di stress

Fare un cambiamento nella dieta, in particolare spostando il metabolismo dall'uso di un carburante all'altro, può certamente essere uno stress per il tuo corpo. Tuttavia, questo stress in una situazione normale dovrebbe essere facilmente affrontato. Se versassi un po' di benzina su un fuoco ardente e le cose peggiorassero, non saresti sorpreso, vero? Se tu, come la maggior parte delle persone, hai un problema con il sovraccarico, questo può davvero portare a una cascata di problemi ormonali.

Una secrezione eccessiva di ormoni dello stress non è colpa dei chetoni, della chetosi o di una dieta chetogenica. È il risultato dell'eccessivo stress. La chetosi può probabilmente esacerbare un problema ormonale mediato dallo stress, ma non lo causa. La stessa risposta accadrebbe se passassi anche da cheto a carboidrati alti.

Lo stress è uno dei quattro pilastri della salute e dovrebbe essere affrontato insieme a nutrizione, movimento e sonno per ottimizzare la salute. Se soffri di ansia costante e sei cronicamente stressato, questo può portare a molti più problemi di salute misurabili rispetto a una dieta chetogenica. Gli studi hanno dimostrato che lo stress può portare a problemi ormonali, specialmente nelle donne, e ridurre lo stress può aiutare a rimediare a questi problemi.

Lo stress deve essere affrontato ed escluso come fattore che contribuisce prima di poter affermare che una dieta chetogenica ha portato a problemi ormonali. Se si verificano sintomi di stress, fare più movimenti leggeri (come lo yoga), praticare la meditazione, dormire di più, stare più fuori e tenere un diario può aiutare a ridurre i livelli di stress.

A volte i cambiamenti ormonali indotti dallo stress possono essere ciclici e richiedere un intervento medico. In questi casi, sarebbe utile lavorare con un medico di medicina funzionale per eseguire qualcosa come un test OLANDESE.

Come risolvere questo problema: se hai sintomi di stress cronico, prova le tecniche di riduzione dello stress. I miei preferiti sono le passeggiate nei boschi e la meditazione.

Controindicazioni e svantaggi della dieta Chetogenica

Non tutti prescrivono la dieta cheto o la dieta chetogenica per perdere peso. Il nostro nutrizionista ci fornisce i 10 principali effetti collaterali del seguire questa dieta soprattutto senza supervisione.

La dieta cheto molto popolare ha anche effetti collaterali

Come detto in precedenza, una dieta chetogenica, nota anche come dieta chetogenica o dieta a basso contenuto di carboidrati ad alto contenuto di grassi (LCHF), è estremamente povera di carboidrati, come suggerisce il nome. Il corpo umano dipende principalmente dal glucosio come carburante. Nelle diete a bassissimo contenuto di carboidrati, il corpo inizia ad abbattere il grasso immagazzinato per produrre molecole di chetoni e l'intero corpo, compreso il cervello, passa ai chetoni come fonte di carburante. Il corpo viene così indotto in uno stato di chetosi.

Cosa puoi mangiare durante una dieta cheto?

Una dieta Keto è molto ricca di grassi, moderata di proteine e molto povera di carboidrati. Le macro Keto sono le seguenti: 70% di grassi, 25% di proteine e 5% di carboidrati. I carboidrati totali dovrebbero essere inferiori a 35-50 grammi e i carboidrati netti (carboidrati totali meno fibre totali) dovrebbero essere 20-30 grammi.

Gli alimenti consentiti includono verdure a foglia verde, verdure fuori terra (broccoli e cavolfiori ecc.), Carni (pesce, agnello, pollame, manzo, ecc.), Uova, latticini ricchi di grassi (formaggi a pasta dura, panna ricca di grassi, burro ecc.), Noci e semi, avocado e bacche (lamponi, more, ecc.) e grassi (olio di cocco, grassi saturi, condimenti per insalata ad alto contenuto di grassi, ecc.).

Gli alimenti da evitare includono cereali (grano, riso, mais, cereali, pasta, pane ecc.), Zucchero (zucchero semolato, miele, sagù ecc.), Frutta ad alto contenuto di carboidrati (mele, banane, manghi ecc.), Tuberi (patate, igname ecc.), succhi di frutta, dessert, alimenti trasformati e alcol.

La dieta cheto ha guadagnato popolarità nel corso degli anni poiché si traduce in una rapida perdita di peso, ma presenta diversi potenziali rischi. Inoltre, è difficile da seguire e attenersi perché è un modo di mangiare radicalmente diverso.

Gli effetti collaterali a breve termine includono:

1. Durante la fase di transizione, quando il corpo passa dalla fornitura di carburante dal glucosio ai chetoni, sperimenta sintomi simil-influenzali, chiamati anche cheto-influenza.

2. Durante i primi giorni, il corpo perde molta acqua, sodio e altri minerali come potassio, magnesio ecc. Infatti, la perdita di peso iniziale è dovuta alla perdita di acqua e non alla perdita di grasso. I sintomi sono disidratazione, minzione frequente, sete eccessiva, vertigini, sonnolenza, mal di testa e crampi muscolari.

3. Un altro effetto collaterale è un basso livello di zucchero nel sangue o ipoglicemia. I sintomi evidenti durante la fase di transizione includono affaticamento, fame, confusione, ansia, irritabilità, tachicardia, sensazione di testa vuota, tremore, sudorazione e brividi.

Altri effetti collaterali includono:

4. Alito cattivo - L'acetone è uno dei corpi chetonici e ha un caratteristico odore fruttato simile a quello di un solvente per unghie.

5. Costipazione - è un effetto collaterale comune all'inizio dovuto alla disidratazione e al drastico cambiamento nella composizione della dieta. Occasionalmente, alcune persone soffrono anche di diarrea a causa di una dieta ricca di grassi.

6. Sonno disturbato.

Tuttavia, possono esserci anche alcuni effetti collaterali più gravi a lungo termine:

7. Il livello di lipidi e colesterolo nel sangue aumenta a causa dell'elevata assunzione di grassi.

8. L'acidosi provoca la demineralizzazione e l'erosione dell'osso. Aumenta il rischio di lesioni ossee e fratture.

9. La chetosi provoca un pH urinario basso. L'erosione ossea porta a ipercalciuria. Il basso pH porta alla formazione di cristalli e calcoli renali.

10. Le donne sperimentano interruzioni del ciclo mestruale e, in casi estremi, amenorrea che significa completa assenza di ciclo.

Considerando questi rischi, le persone che hanno danni ai reni, le persone a rischio di malattie cardiache, donne incinte o che allattano, persone con diabete di tipo 1, condizioni preesistenti del fegato o del pancreas e chiunque abbia subito la rimozione della cistifellea non dovrebbe tentare la dieta Keto.

Dieta Chetogenica contro tutti

La dieta chetogenica, chiamata anche dieta cheto, è diventata una scelta popolare tra le persone che vogliono perdere peso, migliorare il proprio livello di forma fisica o la salute generale. Per seguire la dieta, consuma cibi molto ricchi di grassi e molto poveri di carboidrati per portare il tuo corpo in uno stato di chetosi. La chetosi si verifica quando il tuo corpo brucia i grassi, anziché il glucosio, come carburante.

Equilibrio dei macronutrienti

L'equilibrio dei macronutrienti di una dieta chetogenica varia sostanzialmente dalle raccomandazioni fornite dall'USDA.

Con una dieta chetogenica, si consiglia di consumare circa il 75% o più delle calorie dai grassi. Secondo le linee guida dietetiche 2015-2020, si consiglia agli uomini e alle donne adulti di consumare solo dal 20 al 35% delle calorie dai grassi, con particolare attenzione ai grassi sani.

Alcune versioni della dieta chetogenica consigliano di scegliere grassi sani come oli vegetali, noci e semi. Ma altre versioni della dieta cheto consentono un elevato apporto di grassi saturi da fonti come tagli grassi di manzo e latticini interi. Le linee guida dell'USDA raccomandano di limitare l'assunzione di grassi saturi a meno del 10 percento dell'apporto calorico totale.

Per quanto riguarda altri macronutrienti, le linee guida dell'USDA consigliano agli adulti di consumare dal 45 al 65 percento delle calorie dai carboidrati. Con una dieta chetogenica, consumi circa il 5% delle calorie dai carboidrati

Il tuo apporto proteico con una dieta chetogenica può essere in linea con le linee guida dell'USDA. Nella maggior parte delle versioni della dieta cheto, è probabile che tu consumi circa il 20% delle calorie dalle proteine. Le linee guida dell'USDA suggeriscono che dovresti consumare dal 10 al 35% delle calorie dalle proteine

Inoltre, l'USDA fornisce anche una raccomandazione per la fibra alimentare (circa 23-33 grammi al giorno). Chi segue una dieta chetogenica avrebbe difficoltà a raggiungere questo obiettivo poiché la fibra è un carboidrato.

Gruppi alimentari

Le linee guida dell'USDA suggeriscono che consumiamo frutta, verdura, latticini, cereali e proteine. Sebbene nessun alimento sia specificamente vietato in una dieta chetogenica, molte persone che seguono la dieta potrebbero scoprire che alcuni gruppi di alimenti devono essere estremamente limitati o eliminati completamente per raggiungere e mantenere la chetosi.

Calorie

Il conteggio delle calorie non è richiesto in una dieta chetogenica. Non esiste un obiettivo calorico specifico sulla maggior parte delle versioni del programma. Tuttavia, poiché questa dieta è ricca di grassi, è possibile che consumerai più calorie con un piano alimentare cheto perché il grasso contiene più del doppio di calorie per grammo rispetto a carboidrati e proteine.

Tuttavia, i sostenitori del piano alimentare cheto suggeriscono che quando si segue il programma, si finisce per mangiare meno in generale perché i cibi grassi sono più soddisfacenti di quelli ricchi di carboidrati.

Se il tuo obiettivo è raggiungere o mantenere un peso sano, dovresti consumare il giusto numero di calorie ogni giorno, sia che tu segua un piano alimentare chetogenico o qualsiasi altro. È possibile aumentare il numero totale di calorie consigliate aumentando il livello di attività.

Dieta Chetogenica contro Dieta Intermittente

Cos'è il digiuno intermittente?

Il digiuno intermittente si riferisce spesso a una "finestra di alimentazione limitata nel tempo". Occasionalmente viene anche chiamato "intervallo mangiare" o "dieta part-time" a causa della natura intermittente dello stile di vita alimentare. Esistono diversi metodi tra cui scegliere a seconda della situazione individuale di una persona, il che rende questo stile di vita alimentare molto flessibile. Ci sono il 5: 2, il 16: 8 e altri digiuni più lunghi come un digiuno di 24 ore, in cui si cena e poi non si mangia fino a cena la sera successiva.

Puoi anche mescolare i diversi regimi, ad esempio 1 x 500 calorie al giorno il lunedì e 2 x 16: 8 giorni quella settimana. Ciò che attrae molte persone è che non ci sono cibi o bevande "fuori menu". Tutto sommato, questo equivale a un approccio dietetico "senza errori" o, fondamentalmente, a uno stile di vita alimentare che non può essere interrotto (perché è progettato per esserlo).

Quali sono i vantaggi e le potenziali insidie di cheto?

A causa del suo livello di carboidrati molto restrittivo, la dieta cheto può essere psicologicamente e socialmente difficile da rispettare per alcune persone. Tuttavia, una volta raggiunta la "chetosi nutrizionale", i clienti riferiscono di essere molto felici e generalmente di non sentirsi per niente affamati. A loro piace molto il cibo che c'è nel menu e il fatto che la dieta sia basata su cibi integrali veri. E non solo ottengono ottimi risultati in termini di perdita di peso, ma spesso vedono altri benefici come il diabete reversibile.

Alcune potenziali insidie sono che una dieta chetogenica può essere carente di alcuni nutrienti se non è pianificata correttamente, in particolare fibre, e soprattutto alcune vitamine e minerali (come vitamina C e vitamine del gruppo B, vitamina D e calcio) poiché praticamente `` cheto rigoroso '' elimina frutta e latte.

Keto è una dieta a basso contenuto di carboidrati e ricca di grassi. Aiuta il corpo a bruciare i grassi immagazzinati piuttosto che utilizzare i carboidrati come è fonte di energia preferito.

Quali sono i vantaggi e le potenziali insidie del digiuno intermittente?

Il digiuno intermittente è abbastanza flessibile e il paziente sente di avere il controllo del regime che sceglie. È un po'come essere il capo di te stesso. Puoi scegliere tu quando sono i tuoi giorni di digiuno e di festa. È facile perché può essere part-time e gli eventi sociali possono essere goduti senza sensi di colpa. Alcune persone si lamentano inizialmente della fame, ma una volta che ci si abituano, questo non è un grosso problema.

Alcuni dei vantaggi del digiuno intermittente includono un migliore controllo della glicemia, perdita di peso, riduzione dei marker di malattia legati all'età e, secondo uno studio iniziale sugli animali, anche la longevità. In breve, è un regime di stile di vita dietetico fattibile a lungo termine.

Allora, qual è il migliore per dimagrire?

La linea di fondo è che una di queste diete ti aiuterà efficacemente a perdere peso. A breve termine, se la dieta scelta non è "perfettamente" bilanciata, probabilmente non c'è nulla di male. Tuttavia, a lungo termine, la chiave è assicurarsi che queste diete siano pianificate correttamente in modo da ottenere tutti i nutrienti necessari per il proprio profilo di salute individuale e in modo da poter sostenere il regime alimentare a lungo termine.

Non so se qualcuno abbia davvero bisogno di fare cheto a tempo pieno o che qualcuno sarebbe effettivamente in grado di gestire una dieta come questa il 100% delle volte. Il digiuno intermittente, d'altra parte, fornisce tutti i benefici per la salute che il cheto fa, in termini di riduzione dei livelli di glucosio nel sangue e perdita di peso (senza la dura restrizione dei carboidrati). I dietisti hanno molti strumenti nel loro paniere degli attrezzi per assistere le persone nei loro viaggi di perdita di peso e alcuni sono più facilmente gestibili di altri.

In definitiva, non esiste un approccio valido per tutti, ma a mio parere ed esperienza, il digiuno intermittente è sicuramente uno stile di vita alimentare più gestibile a lungo termine.

Puoi combinare il cheto con il digiuno intermittente?

Sì, puoi, ma perché essere così severo? Invece, perché non liberalizzare i vincoli cheto e andare a basso contenuto di carboidrati, grassi sani (LCHF) combinato con il digiuno intermittente? In questo modo, puoi avere il meglio di entrambi i mondi.

Per spiegare un po' di più sulla differenza: LCHF contiene carboidrati da 50 a 100 g al giorno e anche fino a 150 g nella parte più liberale. Nella mia esperienza, le persone che non sono consapevoli della loro dieta possono consumare più di 400 g di carboidrati al giorno. Questo può portare ad un aumento della resistenza all'insulina (IR). L'IR è il precursore dell'aumento di peso, del diabete, dell'obesità e di molte altre condizioni metaboliche.

Imparare a mantenere i carboidrati controllate e saziare se stessi con una moderata quantità di proteine e di una maggiore quantità di grassi sani, è davvero la base per il successo a lungo termine. Sentirsi soddisfatti consumando una maggiore quantità di grassi nella dieta è un tale sollievo per tutti coloro che hanno provato numerose diete in passato. Nessuno vuole sentirsi affamato mentre cerca di perdere peso. L'aggiunta del digiuno intermittente insieme all'approccio LCHF sarebbe il prossimo passo che consiglierei.

Indipendentemente dalla dieta o dallo stile di vita dietetico che scegli, devi assicurarti che a lungo termine sia nutrizionalmente bilanciato per il tuo profilo medico e sanitario individuale. Ti suggerisco di lavorare insieme al tuo medico di famiglia e al dietista accreditato per ottenere i migliori risultati per te.

Dieta Chetogenica contro Dieta Iperproteica

Innanzitutto, le basi. "Keto" è l'abbreviazione di chetogenica, che deriva dalla chetosi. La chetosi è uno stato metabolico in cui entra il tuo corpo quando brucia acidi grassi, che rilasciano chetoni. L'idea alla base di una dieta cheto è che il tuo corpo non ha carboidrati disponibili da utilizzare per l'energia, il che gli fa bruciare il grasso immagazzinato nel tuo corpo. Quando i carboidrati sono disponibili per bruciare, il tuo corpo li usa prima di ricorrere ai grassi da bruciare. La combustione dei carboidrati è chiamata glicolisi (combustione del glucosio) mentre la combustione dei grassi è chiamata chetosi.

La dieta proteica ideale è stata sviluppata 25 anni fa in Francia dal dottor Tran Tien, un medico che ha trascorso la sua carriera studiando il trattamento dell'obesità e dei problemi legati all'obesità. È un protocollo progettato dal punto di vista medico che risparmia la massa muscolare pur promuovendo la perdita di grasso. Ha notato che "la causa della maggior parte dei problemi di peso in una società moderna è la disfunzione dell'insulina.

Una dieta grossolanamente sproporzionata nella sua quota di grassi saturi e zuccheri, come pane, cereali, muffin, torte, pasticcini, pasta, pizza, riso, mais - molto simile alla dieta nordamericana - fa sì che il pancreas produca una sovrabbondanza d'insulina, che rimane nel sistema e mette il livello di zucchero nel sangue in un equilibrio negativo. "

Protein Weight Loss Method è un protocollo in quattro fasi che brucia i grassi, mantiene i tessuti muscolari e magri e stabilizza i livelli di pancreas e zucchero nel sangue. Lo fa fornendo al corpo cibi che hanno un alto valore proteico. Questi alimenti contengono otto amminoacidi essenziali e sono assorbibili per il 97% dall'organismo. Sono indicate come proteine "biologicamente complete". La dieta è completata anche da integratori nutritivi.

Le principali differenze

Sebbene entrambe le diete rientrino nell'ombrello "low carb", ci sono alcune differenze tra le diete cheto e quelle proteiche ideali. Uno dei principali fattori di differenziazione è la quantità di grasso che puoi consumare. Le diete cheto sono ricche di grassi, con una quantità moderata di proteine e pochissimi carboidrati. La dieta proteica ideale consiste in cibi a basso contenuto di grassi, a basso contenuto di carboidrati e un apporto proteico ottimizzato per ogni individuo, sulla base di una valutazione con uno specialista.

C'è un'altra importante differenza tra le due diete. Mentre molti si "auto-dirigono" attraverso una dieta cheto, la dieta proteica ideale ha la responsabilità aggiuntiva che deriva dal lavorare con un professionista. La maggior parte dei pasti proteici ideali contiene circa 20 grammi di proteine e contiene meno di 200 calorie per porzione. Questo è molto diverso da un pasto cheto ipercalorico e ricco di grassi. I pasti proteici ideali sono preparati e ottenuti appositamente attraverso cliniche autorizzate, con persone a dieta che lavorano 1:1 con specialisti. I pasti dietetici proteici ideali possono essere acquistati solo tramite cliniche o centri autorizzati. Le sessioni settimanali di coaching forniscono alle persone a dieta supporto, monitoraggio e l'ulteriore vantaggio della supervisione.

Dieta chetogenica contro dieta low carb

Dopo anni in cui è stato detto che i grassi alimentari fanno male, un numero sempre crescente di persone è ora consapevole che non è dannoso.

La ricerca in crescita ora mostra che le fonti di carboidrati - oltre alle verdure a basso contenuto di amido e alla frutta a basso contenuto di zuccheri - sono responsabili di molte malattie croniche prevenibili. Questo spiega la crescente popolarità della dieta chetogenica.

La pratica di mangiare cibi chetogenici ha circa 100 anni. Ma lo scopo originale della dieta era quello di trattare disturbi neurologici come l'epilessia piuttosto che perdere grasso corporeo.

Nel corso degli anni, si è scoperto che la dieta cheto ha anche molti altri benefici. Perdere peso è solo uno dei vantaggi di una rigorosa restrizione dei carboidrati.

Principale differenza tra cheto e low-carb

Ci sono alcune persone che eliminano i carboidrati dalla loro dieta senza essere chetogenici (cheto). Questa è la più grande differenza quando si guarda a basso contenuto di carboidrati rispetto a cheto. Ma come può essere questo?

Keto vs Low-Carb: chetosi

Per seguire una dieta chetogenica, è necessario essere in uno stato di chetosi. Ciò significa semplicemente che il tuo corpo sta bruciando acidi grassi (chetoni) per produrre energia invece di riserve di carboidrati (glicogeno nel fegato e glucosio nel sangue).

Ora è possibile avere livelli pericolosamente alti di chetoni nel sangue. Questa è una condizione nota come chetoacidosi. Tuttavia, salvo che tu non abbia il diabete di tipo 1 , non dovresti preoccuparti della chetoacidosi.

I livelli di chetoni prodotti possono essere variati a seconda delle macro giornaliere. E la quantità di carboidrati consumati è una delle grandi differenze quando si guarda a basso contenuto di carboidrati rispetto a cheto.

Quando si hanno livelli normali di chetoni nel flusso sanguigno, il cervello e il resto del corpo sono alimentati dal grasso corporeo immagazzinato. Ma l'unico modo per sapere con certezza se sei in uno stato di chetosi è confermarlo attraverso test quotidiani.

Come capire se sei in chetosi

Ci sono strisce di sangue, alito e urina. Alcuni esperti di cheto consigliano di testare l'alito e l'urina. Ma i misuratori di sangue sono i più precisi.

Il motivo per cui molti raccomandano il test del respiro è che le strisce di urina e sangue possono essere utilizzate solo una volta, rendendole più costose a lungo termine. Un analizzatore di respiro è riutilizzabile.

Tuttavia, le strisce di urina rappresentano solo i livelli di chetoni che fai pipì. E tutto ciò che elimini rappresenta un eccesso. Pertanto, le strisce di urina misurano semplicemente i chetoni in eccesso mentre l'etilometro e i misuratori del sangue mostrano livelli di chetoni fino al minuto.

Tieni presente che solo perché riduci la quantità di carboidrati che mangi non significa che ora stai bruciando grasso corporeo per produrre energia. In effetti, potresti stare meglio mangiando un po' più di carboidrati di te se non sei in chetosi. Ciò è particolarmente vero quando si passa inizialmente da un consumo elevato di carboidrati a uno a basso contenuto di carboidrati.

Se il tuo corpo sta ancora bruciando carboidrati per il carburante piuttosto che grasso in caso di chetosi, e riduci drasticamente la quantità di carboidrati che mangi, puoi sentirti molto letargico. Alcuni prendono persino la cosiddetta influenza cheto.

Basso contenuto di carboidrati senza chetosi

Non è necessario produrre chetoni per perdere peso con un basso contenuto di carboidrati. Le persone che riducono l'assunzione giornaliera a meno di 150 grammi al giorno sono riuscite a perdere peso.

Tuttavia, coloro che riducono anche le calorie fanno meglio con un piano alimentare più elevato di carboidrati. Questo perché la maggior parte dell'assunzione di carboidrati dovrebbe provenire da frutta e verdura keto-friendly che sono naturalmente a basso contenuto di calorie.

Le persone attive tendono anche a fare meglio con una dieta a basso contenuto di carboidrati poiché i grassi vengono bruciati attraverso l'esercizio.

Abbassare i carboidrati giornalieri

Supponiamo che tu abbia mangiato diverse porzioni al giorno di carboidrati ricchi di amido e zucchero. Stiamo parlando di ciotole colme di pasta, riso o altri cereali; pane; qualsiasi cosa con farina bianca o di grano; gelato; pasticcini, ecc.

Ma ora stai mangiando solo un paio di porzioni al giorno mentre segui i consigli dietetici a basso contenuto di carboidrati. Quindi ora sei passato dal mangiare 600 grammi di carboidrati al giorno a soli 150 grammi.

La buona notizia è che stai consumando molti meno carboidrati che aumentano i livelli d'insulina e producono fluttuazioni selvagge di zucchero nel sangue.

La cattiva notizia è duplice. Innanzitutto, potresti ancora utilizzare la scorta di carboidrati del tuo corpo per produrre energia. A meno che tu non sia decisamente in uno stato di chetosi, non sei ancora una macchina brucia grassi efficiente.

In secondo luogo, se stai tagliando i carboidrati e non sostituisci quelle calorie con grassi alimentari per lo più sani (avocado, oli di pesce, olio MCT, burro nutrito con erba, per esempio), sei a rischio di sentirti esausto.

L'importanza del grasso

Se il tuo corpo era abituato a ricevere tonnellate di carboidrati, potrebbe sembrare che tu sia in modalità di fame ora.

Ma col tempo, anche se mangi solo 20 grammi di carboidrati netti al giorno, ti sentirai benissimo e brucerai i grassi. Ovviamente, fintanto che stai mangiando abbastanza calorie, principalmente dai grassi alimentari.

Ma per quanto riguarda la perdita di peso? Essere in chetosi porterà a perdere chili più velocemente?

Low-carb vs cheto per la perdita di peso

È possibile perdere peso sia con una dieta a basso contenuto di carboidrati che con una dieta chetogenica.

Anche questo è il motivo per cui è importante monitorare quotidianamente se il tuo obiettivo è utilizzare il tuo grasso corporeo per produrre energia.

Se stai semplicemente mangiando a basso contenuto di carboidrati ma il tuo obiettivo non è quello di essere in chetosi, puoi comunque perdere peso. Ciò è particolarmente vero se la maggior parte dei carboidrati che mangi sono verdure. E ti alleni quotidianamente ei tuoi ormoni sono equilibrati.

Altri fattori

Come puoi vedere, le differenze tra basso contenuto di carboidrati e cheto hanno altri fattori oltre alla quantità di carboidrati consumati.

Se sei in uno stato di chetosi, è davvero il miglior meccanismo per dimagrire. Tuttavia, è possibile, in teoria, essere in chetosi ma non perdere peso.

Ad esempio, se la tua routine di esercizio prevede il sollevamento pesi, potresti pesare lo stesso anche dopo un paio di mesi di chetosi. Ma una cosa è certa con la chetosi: perderai grasso corporeo.

Finché rimani in uno stato di chetosi, il tuo corpo brucerà acidi grassi per produrre energia. Quindi, anche se la tua bilancia potrebbe leggere lo stesso numero dopo diversi giorni o settimane in chetosi, è probabile che i tuoi pantaloni si adattino molto più larghi.

Benefici del cheto oltre la perdita di peso

Esistono diversi studi che suggeriscono che le diete chetogeniche sono molto utili per l'obesità. Sembra che quando si guarda a basso contenuto di carboidrati vs cheto per la perdita di peso, essere in uno stato di chetosi è un ulteriore vantaggio del cheto.

Questo studio conclude che una dieta chetogenica offre "basi fisiologiche e biochimiche ed è in grado di indurre una perdita di peso efficace insieme al miglioramento di diversi parametri di rischio cardiovascolare".

In altre parole, una dieta chetogenica non è solo ottima per perdere peso, ma protegge anche il tuo cuore.

Mangiare improvvisamente meno carboidrati? E ora stai mangiando più proteine per sostituire i carboidrati? Bene, se hai troppe proteine, la proteina può convertirsi in glucosio (carboidrato).

Questo processo è chiamato gluconeogenesi. Se sei in chetosi, significa che la proteina che mangi non viene convertita in glucosio. Un'altra vittoria per la dieta chetogenica rispetto allo standard a basso contenuto di carboidrati.

E non importa, nel caso ti stia chiedendo se le proteine provengono da fonti sane come il manzo nutrito con erba. Quando mangi troppe proteine, alcune di esse potrebbero convertirsi in carboidrati.

Quando si tratta di valutare il basso contenuto di carboidrati rispetto al cheto per la salute generale, entrambi i piani alimentari possono essere sensati. Tuttavia, in termini di perdita di peso, o più specificamente di perdita di grasso, il cheto è più una garanzia del basso contenuto di carboidrati.

E anche se stai mangiando 100 grammi netti di carboidrati al giorno, quella quantità potrebbe effettivamente farti uscire dalla chetosi. Per questo motivo, se vuoi davvero diventare più snello, puoi anche fare il passo in più e entrare in chetosi.

Tuttavia, molti fanno bene con un piano alimentare standard a basso contenuto di carboidrati in cui la maggior parte dei carboidrati proviene da frutta e verdura. Quindi davvero il piano migliore è quello che funziona meglio per te.

Piano Alimentare per 21 giorni

GIORNI	COLAZIONE	PRANZO	CENA
1	Frittata di salmone affumicato e asparagi	Arrosto di maiale cheto a cottura lenta con salsa cremosa	Keto tonno formaggio fuso
2	Frittelle Keto con frutti di bosco e panna montata	Pizza Keto	Cavolo cappuccio arrosto
3	Pancetta classica e uova	Meatza di pollo al barbecue con pancetta	Salmone al forno Keto con pesto e broccoli
4	Keto BLT con pane nuvola	Torta di formaggio Keto con finferli	Torta di salmone Keto
5	Keto asparagi burro rosolato con uova cremose	Frittelle con ripieno di crema di formaggio salato	Casseruola di pesce Keto con funghi e senape francese
6	Uova strapazzate messicane Keto	Piatto vegetariano grigliato Keto	Spiedini di salmone avvolti nel prosciutto
7	Tapas Keto	Keto pasta con salsa di formaggio blu	Hamburger di salmone Keto con purea e burro al limone
8	Insalata di tonno Keto con capperi	Broccoli al burro	Polpette di formaggio Keto Pimiento
9	Biscotti e salsa Keto	Purea di cavolfiore al burro rosolato	Hamburger di formaggio di capra Keto con patate fritte di zucchine
10	Porridge di cocco Keto	Uova alla diavola keto piccanti	Tortilla Keto con carne macinata e salsa

11	Keto colpi di pane insaporito	Ali di pollo Keto con broccoli cremosi	Formaggio Brie cotto al forno Keto
12	Noci tostate cheto piccanti	Bacchette di Keto Buffalo con peperoncino aioli	Frittata di formaggio Keto
13	Cialde Di Farina Di Mandorle	Cosce di pollo keto croccanti con insalata di cavolo riccio	Insalata di formaggio di capra con burro balsamico
14	Frullato di proteine al cioccolato	Cosce di pollo arrosto e pomodorini con burro all'aglio	Costolette di agnello Keto con burro alle erbe
15	Tutto Keto Bagel	Piatto di salmone affumicato Keto	Keto halloumi formaggio e piatto di avocado
16	Keto Tortillas	Piatto di tacchino Keto	Keto sgombro e piatto di uova
17	Bombe Keto Fat al cioccolato	Piatto di pollo e cavolo cheto	Pizza bianca Keto
18	Pane Cauli Al Formaggio	Keto piatto di prosciutto e formaggio blu	Crosta di pizza Keto
19	Keto Cereal con latte	Avocado ripieni di salmone Keto	Keto pizza chaffles
20	Smoothie ai tre frutti di bosco	Piastra cheto italiana Prosciutto, pomodoro, mozzarella e olive nere	quesadillas
21	Crema di avocado	Frittata di funghi Keto	Carciofi con burro al limone montato

Ricette per la Dieta Chetogenica – COLAZIONE

Frittata di salmone affumicato e asparagi

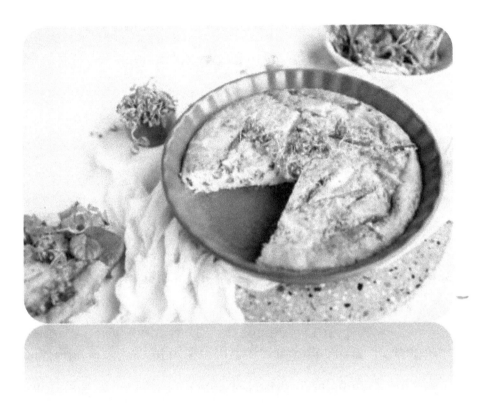

Stupirai i tuoi ospiti con questo sontuoso piatto per il brunch al keto, non solo, ma è anche una scelta ottimizzata che può essere preparata in pochi minuti. Gustoso salmone abbinato ad asparagi e a una gustosa base di frittata cremosa. Questo piatto può essere adattato a molte varianti a seconda di ciò che hai nella tua dispensa.

Ingredienti

- 8 uova

- 150 grammi di panna da montare pesante

- 1 cucchiaino di sale

- ½ cucchiaino di pepe

- 1 cucchiaino di aneto essiccato

- 100 grammi. mozzarella sminuzzata

- 50 grammi parmigiano grattugiato

- 15 grammi burro

- 100 grammi. salmone affumicato

- 100 grammi. asparagi verdi freschi

Istruzioni

1. Preriscalda il forno a 180 ° C.

2. Sbattete le uova in una ciotola capiente e poi aggiungete la panna, i condimenti, il parmigiano e metà della mozzarella grattugiata.

3. Ungere una teglia da 20 cm con il burro e poi spargere pezzi di salmone affumicato sulla base della pirofila.

4. Adagiarvi sopra le lance di asparagi, tagliandole a misura se necessario.

5. Versare sopra il composto di uova e poi cospargere con la mozzarella rimanente. Infornate per 30 minuti.

Suggerimenti

Il salmone affumicato può essere affumicato a caldo o affumicato a freddo e può essere sostituito con salmone in scatola. Scolare bene prima di aggiungerlo.

Gli asparagi possono essere freschi o in scatola, assicurati solo di scolarli bene prima di aggiungerli alla tua frittata.

Servire con panna acida, cipolle rosse tritate finemente, limone appena spremuto e aneto fresco sopra per un sapore migliore.

Frittelle Keto con frutti di bosco e panna montata

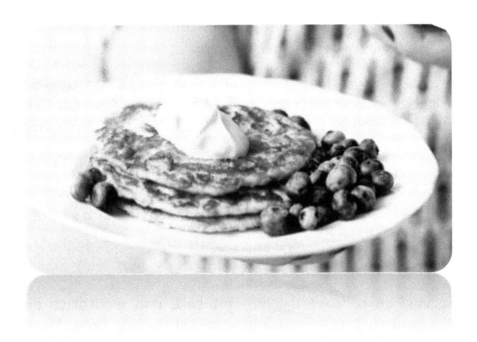

Prova queste incredibili frittelle di ricotta al keto e non tornerai mai più alle normali frittelle! Il nostro topping ai frutti di bosco dà loro la giusta dose di dolcezza e anche i bambini li adoreranno!

Ingredienti

Pancakes

- 4 uova
- 200 grammi fiocchi di latte
- 1 cucchiaio di buccia di psillio in polvere
- 50 grammi burro o olio di cocco

Condimenti

- 50 grammi lamponi freschi o mirtilli freschi o fragole fresche
- 150 grammi di panna da montare pesante

Istruzioni

1.   Aggiungere le uova, la ricotta e la buccia di psillio in una ciotola di medie dimensioni e mescolare. Lasciate riposare per 5-10 minuti per addensare un po '.

2.   Riscalda il burro o l'olio in una padella antiaderente. Friggere i pancake a fuoco medio-basso per 3-4 minuti su ciascun lato. Non renderli troppo grandi o saranno difficili da capovolgere.

3.   Aggiungere la panna in una ciotola separata e montare fino a formare picchi morbidi.

4.   Servire le frittelle con la panna montata e i frutti di bosco a scelta.

Mancia!

Se vuoi un pancake davvero soffice e non ti dispiace dedicare qualche minuto in più a prepararlo, puoi separare le uova. Usa i tuorli d'uovo come dicono le istruzioni, ma monta gli albumi in una ciotola separata. Aggiungi gli albumi alla pastella, piegandoli con cura in modo che l'aria che hai montato non venga eliminata.

Questi pancakes sono anche un ottimo spuntino servito freddo.

Conservazione e riscaldamento

Questi pancake hanno un sapore migliore quando sono appena fatti, ma si conservano bene in frigorifero per 2-3 giorni. Puoi anche conservarli nel congelatore per un massimo di tre mesi.

Se vuoi conservarli impilati uno sopra l'altro, probabilmente vorrai posizionare un pezzo di carta pergamena tra ogni pancake, altrimenti si attaccheranno insieme.

Il modo migliore per riscaldare i pancake è sciogliere una piccola noce di burro in una padella a fuoco medio e posizionare i pancake all'interno. Ci vogliono solo circa 30 secondi su ogni lato per riscaldarli.

Pancetta classica e uova

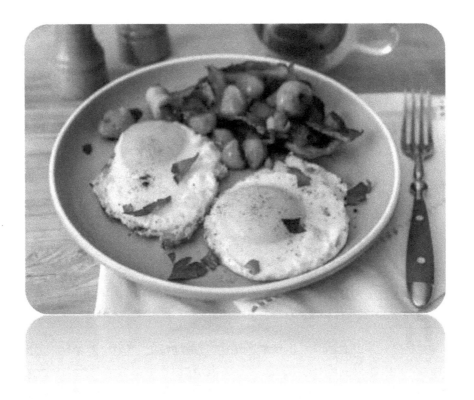

Una delle migliori colazioni keto di sempre! Migliora il tuo gioco con pancetta e uova con questa versione da leccarsi i baffi. Misura il tuo misuratore della fame e goditi tutte le uova di cui hai bisogno per sentirti soddisfatto.

Ingredienti

- 8 uova
- 140 grammi pancetta a fette
- ciliegia pomodori (opzionale)
- prezzemolo fresco (facoltativo)

Istruzioni

1.   Friggere la pancetta in una padella a fuoco medio alto fino a renderla croccante. Mettere da parte su un piatto. Lascia il grasso fuso nella padella.

2.   Usa la stessa padella per friggere le uova. Mettilo a fuoco medio e rompi le uova nel grasso di pancetta. Puoi anche spezzarli in un misurino e versarli con cura nella padella per evitare schizzi di grasso bollente.

3.   Cuoci le uova come preferisci. Per il lato soleggiato verso l'alto, lasciare le uova a friggere da un lato e coprire la padella con un coperchio per assicurarsi che si cuociano sopra. Per le uova cotte facilmente: capovolgere le uova dopo pochi minuti e cuocere per un altro minuto. Tagliate a metà i pomodorini e friggeteli contemporaneamente.

4.   Sale e pepe a piacere.

Migliora il tuo gioco di pancetta con pancetta biologica se riesci a trovarla ... è più gustosa e ha meno additivi.

Keto BLT con pane nuvola

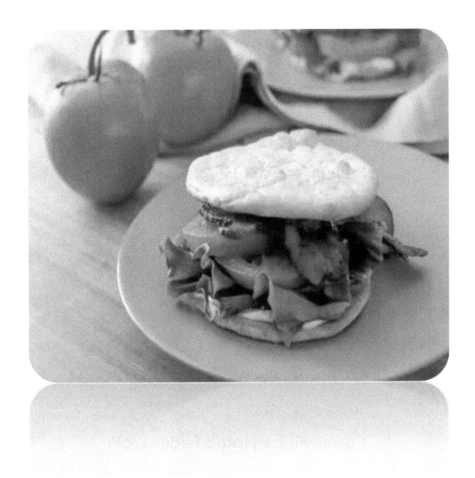

Esiste una combinazione di sapori più paradisiaca di pancetta, lattuga e pomodoro? Solo la semplice menzione di "BLT" e le nuvole iniziano a separarsi! Abbiamo abbinato questa versione appetitosa e cheto con soffice pane delle nuvole, noto anche come pane oopsie. Ops, è pane! Senza glutine e senza cereali, è una paradisiaca versione a basso contenuto di carboidrati di un classico sandwich.

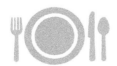

Ingredienti

Pane delle nuvole

- 3 uova

- 110 grammi crema di formaggio

- 1 pizzico di sale

- ½ cucchiaio di buccia di psillio macinata in polvere

- ½ cucchiaino di lievito in polvere

- ¼ cucchiaino di cremor tartaro (facoltativo)

Riempimento

- 4 cucchiai di maionese

- 140 grammi Bacon

- 50 grammi lattuga

- 1 pomodoro, tagliato a fettine sottili

Istruzioni

Pane delle nuvole

1. Preriscalda il forno a 150 ° C.

2. Separare le uova, con gli albumi in una ciotola e i tuorli in un'altra. Nota, gli albumi si montano meglio in una ciotola di metallo o ceramica anziché di plastica.

3.   Montare gli albumi insieme al sale (e al cremor tartaro, se ne avete bisogno) fino a renderli ben fermi, preferibilmente con uno sbattitore elettrico a mano. Dovresti essere in grado di capovolgere la ciotola senza che gli albumi si muovano.

4.   Aggiungere la crema di formaggio, la buccia di psillio, i tuorli d'uovo e il lievito e mescolare bene.

5.   Incorporare delicatamente gli albumi nella miscela di tuorlo d'uovo - cercare di mantenere l'aria negli albumi.

6.   Mettere due cucchiaiate di composto per porzione su una teglia rivestita di carta. Distribuisci i cerchi con una spatola fino a pezzi spessi circa 1 cm.

7.   Cuocere al centro del forno per circa 25 minuti, finché non diventano dorate.

Costruire il BLT

1.   Friggere la pancetta in una padella a fuoco medio-alto fino a renderla croccante.

2.   Porre i pezzi di pane nuvola dall'alto verso il basso.

3.   Spalmare la maionese su ogni pane.

4.   Mettere a strati la lattuga, il pomodoro e la pancetta fritta tra le metà del pane.

Keto asparagi burro rosolato con uova cremose

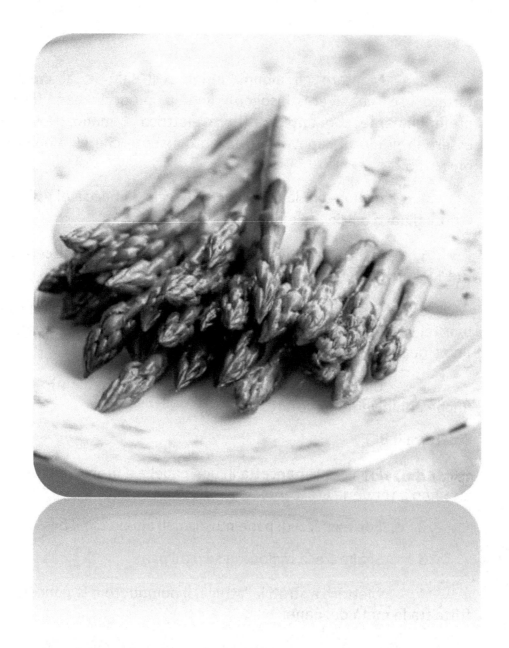

Tre dei nostri amati cibi cheto sono al centro di questo gustoso miscuglio. Uova cremose ... asparagi saltati ... burro rosolato. Mmmmm— c'est magnifique! Che modo semplice per gustare un antipasto o una colazione sofisticata!

10 minuti di preparazione

15 minuti per cucinare

Ingredienti

- 50 grammi burro

- 4 uova

- 85 grammi parmigiano grattugiato

- 70 grammi di panna acida

- sale

- peperoncino di Cayenna

- 1kg di asparagi verdi

- 1 cucchiaio di olio d' oliva

- 1 ½ cucchiaio di succo di limone

- 85 grammi burro

Istruzioni

1.   Sciogliere il burro a fuoco medio e aggiungere le uova. Mescola finché non è strapazzato. Cuocere, ma non cuocere troppo le uova.

2.   Metti le uova calde in un frullatore. Aggiungere il formaggio e la panna acida e frullare fino a ottenere un composto omogeneo e cremoso. Aggiungere sale e pepe di Cayenna a piacere.

3.   Arrostire gli asparagi in olio d'oliva a fuoco medio in una padella larga. Salate e pepate, togliete per ora dalla padella e mettete da parte.

4.   Soffriggi il burro nella padella finché non diventa dorato e ha un odore di nocciola. Togliete dal fuoco, lasciate raffreddare e aggiungete il succo di limone.

5.   Rimettere gli asparagi nella padella e mescolare insieme al burro fino a quando non diventa caldo.

6.   Servire gli asparagi con il burro saltato e le uova cremose.

Queste uova cremose e di formaggio vanno con quasi tutto! Provali con il pesce, una bella bistecca o altre verdure. Funzionano anche come condimento per focacce, pane o cracker a basso contenuto di carboidrati.

Uova strapazzate messicane Keto

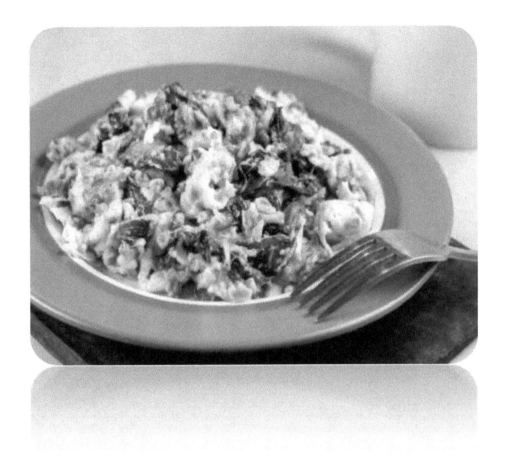

Ravviva la tua colazione con questo gustoso piatto a base di uova keto. Jalapeños, pomodori e scalogno esaltano le uova strapazzate con la giusta quantità di zing. Garantito per ravvivare la tua giornata!

5 minuti di preparazione

10 minuti per cucinare

Ingredienti

- 30 grammi burro

- 1 scalogno, tritato finemente

- 2 jalapeños sottaceto, tritati finemente

- 1 pomodoro, tritato finemente

- 6 uova

- 85 grammi formaggio grattugiato

- sale e pepe

Istruzioni

1. In una padella grande, sciogliere il burro a fuoco medio-alto.

2. Aggiungere lo scalogno, i jalapeños e i pomodori e soffriggere per 3-4 minuti.

3. Sbattete le uova e versatele nella padella. Rimescola per 2 minuti. Aggiungi formaggio e condimenti.

Servire con avocado, lattuga croccante e condimento per aggiungere ancora più eccitazione a questo pasto piccante.

Tapas per la colazione Keto

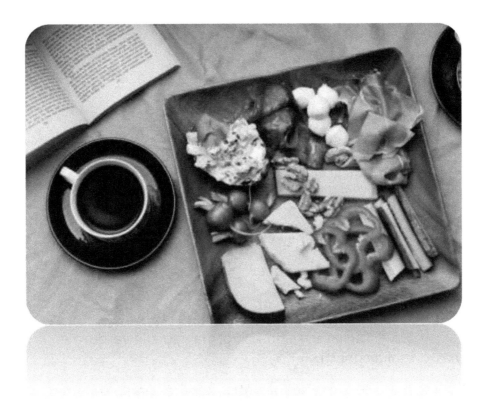

Se stai cercando un semplice e lussuoso piatto per il piacere dei tuoi ospiti, non cercare oltre! Scegli i formaggi, i salumi e le verdure della migliore qualità e avrai uno straordinario keto diffuso in pochissimo tempo.

5 minuti di preparazione

Ingredienti

- 110 grammi formaggio cheddar

- 230 grammi prosciutto

- 230 grammi chorizo

- 70 grammi di maionese

- 110 grammi cetriolo

- 50 grammi peperoni rossi

Istruzioni

1. Tagliare i salumi, il formaggio e le verdure e bastoncini a cubetti.

2. Disporre su un piatto, servire e gustare.

Sentiti libero di usare diversi formaggi come mozzarella, gouda, ecc. E carni diverse come salame e prosciutto serrano.

Se vuoi intrufolarti in altri sapori e colori, aggiungi un avocado, un po' di mozzarella o ravanelli e noci, ma assicurati di regolare i grammi di carboidrati, grassi e proteine per i cambiamenti che apporti.

Insalata di tonno Keto con capperi

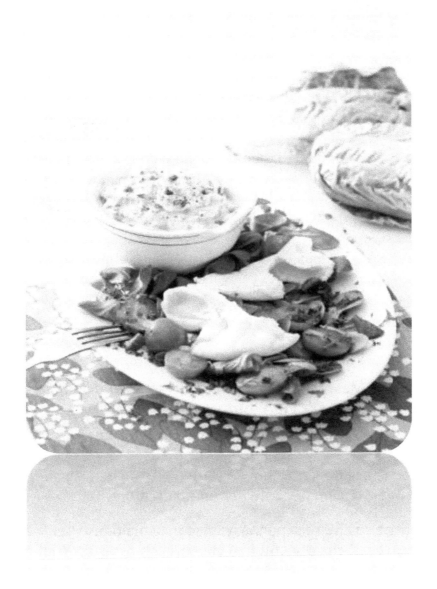

L'unica cosa migliore dell'insalata di tonno è l'insalata di tonno con capperi! I porri e il peperoncino aggiungono un tocco croccante e scattante che è un piacere inaspettato. Prova questa deliziosa versione di un classico e rimarrai conquistato!

10 minuti di preparazione

Ingredienti

- 110 grammi tonno in olio d'oliva
- 70 grammi di maionese o maionese vegana
- 2 cucchiai di crème fraîche o crema di formaggio
- 1 cucchiaio di capperi
- ½ porro, tritato finemente
- ½ cucchiaino di fiocchi di
- peperoncino sale e pepe

Istruzioni

1. Lascia scolare il tonno.

2. Mescolare insieme tutti gli ingredienti, condire con sale, pepe e peperoncino. È tutto pronto!

Servire con uova sode e pane croccante al sesamo LCHF.

Puoi anche aggiungere le uova tritate nell'insalata e aggiungere della salsa di peperoncino piccante per un po' di calore.

Puoi anche sostituire la panna acida con la maionese per un'opzione senza latticini o sostituire i capperi con olive o cetriolini.

Biscotti e salsa Keto

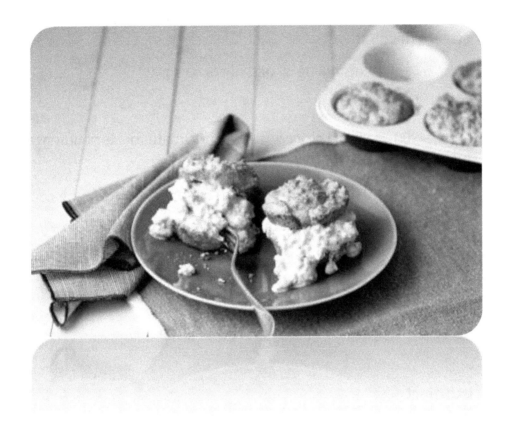

Cibo di conforto del sud. Riempi la tua cucina con il profumo dei panini appena sfornati e tratta anche le tue papille gustative. Burroso. Oh così delizioso.

10 minuti di preparazione

25 minuti per cucinare

Ingredienti

Biscotti

- 150 grammi di farina di mandorle
- ¼ di cucchiaino di sale marino
- 1 cucchiaino di lievito in polvere

- 4 albumi d'uovo

- 2 cucchiai di burro molto freddo o olio di cocco

- 1 cucchiaino di aglio in polvere o altro condimento a piacere (facoltativo)

- 1 cucchiaino di olio di cocco spray

Sugo

- 300 grammi salsiccia fresca sbriciolata, preferibilmente maiale

- 150 grammi di crema di formaggio o crema di cocco

- 150 grammi di brodo di manzo o di pollo sale e

- pepe

Istruzioni

Biscotti

1. Preriscalda il forno a 200 ° C. Ungere una teglia o una teglia per muffin con olio di cocco spray.

2. Montare gli albumi fino a renderli spumosi e sodi.

3. In una ciotola media separata, mescola il lievito nella farina di mandorle.

4. Tagliate il burro FREDDO e il sale (se il burro non è freddo, i biscotti non saranno sfogliati). Aggiungere delicatamente il composto secco agli albumi.

5. Versare una cucchiaiata di pasta sulla teglia (o stampo per muffin) e cuocere per 11-15 minuti.

Sugo

1.   Cuocere la salsiccia in un'ampia padella a fuoco medio per 5-6 minuti o fino a completo riscaldamento, mescolando spesso.

2.   Aggiungere gradualmente la crema di formaggio e il brodo; cuocere fino a quando il composto diventa morbido e si addensa, mescolando continuamente fino a che liscio.

3.   Ridurre la temperatura a medio bassa; cuocere a fuoco lento per 2 minuti, mescolando continuamente. Aggiustare di sale e pepe.

4.   Biscotti divisi a metà. Mettere 2 metà su ciascuno dei piatti; guarnire con circa ⅓ di tazza di salsa.

Ami il formaggio? Quindi cospargere l'impasto con il cheddar grattugiato o il parmigiano prima di mettere i biscotti nel forno per una (buona) variazione di formaggio!

Porridge di cocco Keto

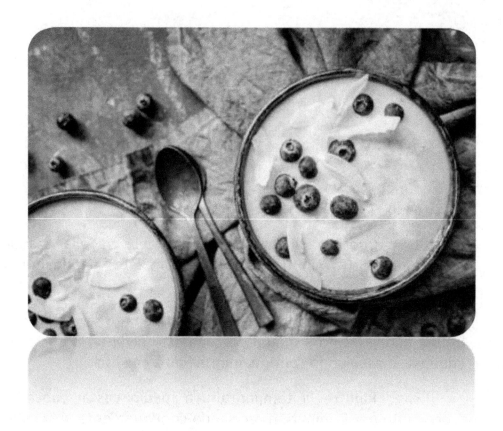

Hai voglia di cereali caldi stamattina? Per un cibo confortevole e soddisfacente, dai un'occhiata a questa delizia cheto. Pura felicità in una ciotola!

Tempo di cottura 10 m

Ingredienti

- 1 uovo sbattuto

- 1 cucchiaio di farina di cocco

- 1 pizzico di buccia di psillio in polvere

- 1 pizzico di sale

- 30 grammi burro o olio di cocco

- 4 cucchiai di crema al cocco

Istruzioni

1.   In una piccola ciotola, unire l'uovo, la farina di cocco, la buccia di psillio in polvere e il sale.

2.   A fuoco basso, sciogliere il burro e la crema di cocco. Incorpora lentamente il composto di uova, unendo fino a ottenere una consistenza cremosa e densa.

3.   Servire con latte di cocco o panna. Completa il tuo porridge con alcuni frutti di bosco freschi o congelati e divertiti!

Se ti ritrovi con del latte di cocco avanzato, mettine un po' nel tuo prossimo frullato. Lo addenserà un po'e lo renderà più ricco e ripieno.

Ricette per la Dieta Chetogenica - PRANZO

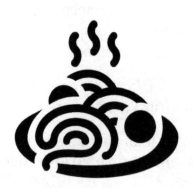

Arrosto di maiale cheto a cottura lenta con salsa cremosa

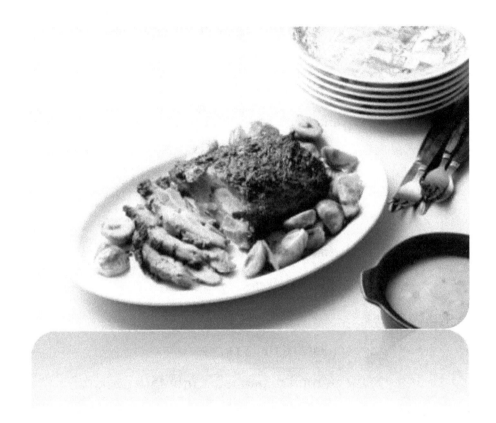

Lascia che sia il tempo a cucinare al posto tuo! La carne arrostita lentamente ottiene tutto l'amore in questa ricetta. L'aglio succulento, il rosmarino saporito e persino l'umile foglia di alloro creano un mélange di sapori che si sciolgono in bocca. E lo sgocciolamento della padella crea la base per un sugo di crema fuori dal mondo.

Preparazione 15 m

Tempo di cottura 7 h 30 m

Ingredienti

Maiale arrosto

- 1 kg. di spalla di maiale o arrosto di maiale

- ½ cucchiaio di sale

- 1 foglia di alloro

- 5 grani di pepe nero

- 400 grammi d'acqua

- 2 cucchiaini di timo essiccato o rosmarino essiccato

- 2 spicchi d'aglio

- 50 grammi zenzero fresco

- 1 cucchiaio di olio d'oliva o olio di cocco

- 1 cucchiaio di paprika in polvere

- ½ cucchiaino di pepe nero macinato

Salsa cremosa

- Sgocciolature dalla carne

- 1 70 grammi di panna da montare pesante

Istruzioni

1. Preriscalda il forno a fiamma bassa: 100 ° C.

2. Mettere la carne in una teglia profonda e condire con sale. Aggiungere l'acqua per coprire 1/3 della carne. Aggiungere la foglia di alloro, i grani di pepe e il timo. Mettere la pirofila nel forno per 7–8 ore, coperta con un foglio di alluminio.

3. Se usi una pentola a cottura lenta, fai la stessa cosa nel passaggio 2 ma aggiungi solo 150 grammi di acqua. Cuocere per 8 ore a fuoco basso o 4 ore a fuoco alto.

4. Togli la carne dalla teglia e conserva il sugo della padella in una padella separata.

5. Accendi il forno a una temperatura di 220 ° C.

6.   Grattugiare o tritare finemente l'aglio e lo zenzero in una piccola ciotola. Aggiungere olio, erbe aromatiche e pepe e mescolare bene per unire.

7.   Strofina la carne con la miscela di aglio / erbe.

8.   Rimetti la carne nella teglia e arrostisci per circa 10-15 minuti o fino a doratura.

9.   Tagliate la carne a fettine sottili e servite con il sugo cremoso e contorni a scelta.

Sugo

1.   Filtrare il gocciolamento della padella riservato per rimuovere eventuali solidi. Bollire e ridurre a circa la metà del volume.

2.   Versare in una pentola la panna da montare e portare a ebollizione. Abbassa la fiamma e lascia sobbollire per circa 20 minuti o nella consistenza che preferisci.

Lascia che la ricetta funzioni per te! Esistono diversi modi per sfruttare il tempo di cottura lungo a proprio vantaggio. Puoi iniziare la mattina presto e dare gli ultimi ritocchi in tempo per la cena. Oppure puoi iniziare la sera per il pranzo: cuocilo lentamente durante la notte e durante il giorno metti da parte l'arrosto in frigorifero. Prepara la salsa e fai la cottura finale quando arrivi a casa.

Pizza Keto

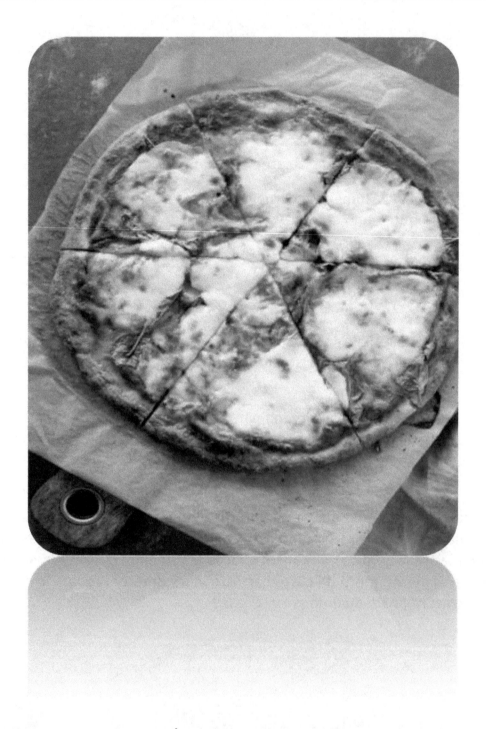

Pizza, incontra keto. È una semplice interpretazione di come ottenere la tua pizza senza i carboidrati. È tutto ciò che desideri, che si tratti di una semplice versione con peperoni, formaggio e salsa di pomodoro o una stravaganza carica. Fallo tuo.

5 m di preparazione

25 m di tempo di cottura

Ingredienti

Crosta

- 4 uova

- 170 grammi formaggio grattugiato, preferibilmente mozzarella o provola

Guarnizione

- 3 cucchiai di salsa di pomodoro non zuccherata

- 1 cucchiaino di origano essiccato

- 140 grammi formaggio grattugiato

- 50 grammi peperoni

- olive (facoltativo)

Per servire

- 50 grammi verdure a foglia verde

- 4 cucchiai di olio d'oliva

- sale marino e pepe nero macinato

Istruzioni

1. Preriscalda il forno a 200 ° C.

2. Inizia facendo la crosta. Rompi le uova in una ciotola di medie dimensioni e aggiungi il formaggio grattugiato. Dagli una bella mescolata per unire.

3. Usa una spatola per stendere il formaggio e la pastella di uova su una teglia foderata di carta forno. Puoi formare due cerchi rotondi o semplicemente fare una pizza rettangolare grande. Cuocere in forno per 15 minuti fino a quando la crosta della pizza diventa dorata. Rimuovere e lasciare raffreddare per un minuto o due.

4. Aumenta la temperatura del forno a 225 ° C.

5. Spalmare la salsa di pomodoro sulla crosta e cospargere di origano. Guarnire con il formaggio e adagiarvi sopra i peperoni e le olive.

6. Infornare per altri 5-10 minuti o finché la pizza non avrà assunto un colore marrone dorato.

7. Servire con una fresca insalata a parte.

Posso usare altri ingredienti per la crosta?

Per questa ricetta sono necessarie sia le uova che il formaggio. Sentiti libero di usare altri tipi di formaggio, come il formaggio di capra, se cerchi di evitare il latte vaccino. Puoi anche mescolare diversi tipi di formaggio per trovare la combinazione di sapori che funziona meglio per te.

Esistono molti modi per preparare croste di pizza senza glutine, a basso contenuto di carboidrati e keto. Puoi farlo con cavolfiore, melanzane, carne macinata o farlo con farina di mandorle come nella famosissima pizza Fathead .

Posso usare altri condimenti?

Vai avanti e prova il pesto di pomodori secchi o un barattolo di salsa per spaghetti o salsa per pizza invece del concentrato di pomodoro, ma assicurati che non ci sia zucchero aggiunto. Le opzioni di topping a basso contenuto di carboidrati e keto sono infinite: pancetta, Salame, funghi, formaggio blu, pollo grattugiato, cipolle saltate, formaggio.

Posso conservare questo piatto?

Questa pizza si conserva per almeno 2-3 giorni in frigorifero e si riscalda benissimo nel microonde. Quando sei in fase di cottura, prepara una o due crosticine in più e mettile nel congelatore. Metti la carta da forno tra le croste se ne stai preparando più di una. Ogni volta che hai voglia di una pizza, prendi una crosta, guarniscila con tutto ciò che è nel tuo frigorifero e inforna. Ecco! Pranzo in men che non si dica!

Meatza di pollo al barbecue con pancetta

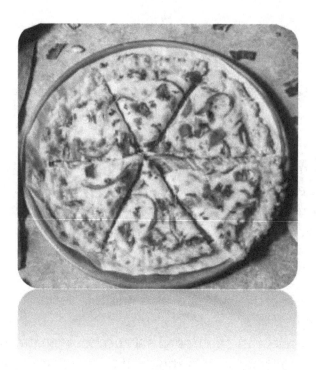

Cari amanti della pizza, abbiamo una grande notizia per voi: la crosta di pizza al pollo è qui e farà tremare i vostri calzini a basso contenuto di carboidrati. Un'altra aggiunta deliziosa e di formaggio al fantastico mondo delle pizze a basso contenuto di carboidrati. Non servono farina di mandorle o cocco, porta l'appetito!

20 m di preparazione

Tempo di cottura 20 m

ingredienti

Crosta di Meatza

- 500 grammi di pollo macinato

- ½ cucchiaino di sale

- 300 grammi parmigiano, in polvere

Salsa barbecue

- 70 grammi di salsa di pomodoro

- 1 cucchiaino di aceto di sidro ½

- cucchiaino di fumo liquido

- ¼ di cucchiaino di cipolla in polvere

- ¼ di cucchiaino di aglio in polvere

- 1 pizzico di sale

Condimenti

- 140 grammi provolone grattugiato o formaggio cheddar piccante

- ½ cipolla rossa, affettata

- (facoltativa) 170 grammi Bacon

Istruzioni

1. Preriscalda il forno a 220 ° C. Se hai una pietra per pizza, mettila nel forno.

2. Metti il pollo macinato in una grande ciotola. Aggiungere il sale e il parmigiano e utilizzare le mani per amalgamare bene.

3. Ungete un foglio di carta forno e adagiatelo su una teglia da forno o una pala per pizza non bordata per un facile trasferimento in forno. Posiziona la miscela di crosta sulla pergamena e usa le mani per formare un cerchio di 30 cm o un quadrato di 25 cm. Far scorrere il pezzo di pergamena con la crosta sulla pietra per pizza calda nel forno o su una teglia. Cuocere per 12-15 minuti, finché la crosta non diventa leggermente dorata e il pollo è cotto.

4. Nel frattempo, prepara la salsa barbecue. Mettere la salsa di pomodoro, l'aceto, il fumo liquido, la cipolla in polvere,

l'aglio in polvere e il sale in una ciotola di medie dimensioni e mescolare fino a che liscio. Assaggia e regola il condimento a tuo piacimento, se lo desideri.

5. Rimuovere la crosta della pizza dal forno, guarnire con salsa barbecue, formaggio e fette di cipolla rossa se lo si desidera. Rimettere in forno per 7 minuti o finché il formaggio non si sarà sciolto.

6. Nel frattempo, mettere la pancetta a dadini in una padella di ghisa a fuoco medio-alto e cuocere fino a renderla croccante, circa 3 minuti.

7. Sfornare la pizza e guarnire con pancetta croccante.

Appunti

Usare una pietra per pizza aiuta a rendere croccante la crosta. Se non hai una pietra per pizza, puoi usare una teglia; tuttavia, la crosta non sarà croccante come sarebbe con una crosta di pietra.

Se hai preparato più salsa barbecue del necessario, puoi conservarla in un contenitore ermetico in frigorifero per un massimo di 8 giorni.

Torta di formaggio Keto con finferli

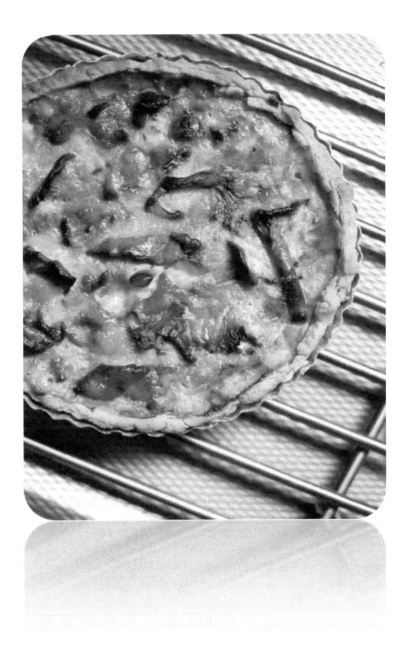

Questo delizioso formaggio saporito e torta di gallinacci è un perfetto pasto vegetariano keto. Una delizia veloce e spettacolare che si adatta molto bene a un picnic, completa il buffet estivo o trasforma una noiosa cena nei giorni feriali in una vera festa.

Preparazione 15 m

Tempo di cottura 30 m

Ingredienti

Crostata

- 150 grammi di farina di mandorle

- 4½ cucchiai di semi di sesamo

- ⁵⁰ ᵍʳᵃᵐᵐⁱ di farina di cocco

- 1 cucchiaio di buccia di psillio in polvere

- 1 cucchiaino di lievito in polvere

- ½ cucchiaino di sale

- 1 uovo

- 40 grammi d'acqua

- 2 cucchiai di olio d'oliva leggero

Riempimento

- 300 grammi funghi

- 50 grammi burro, per friggere

- 1 cucchiaino di timo essiccato

- sale e pepe

- 4 uova

- 200 grammi di panna da montare

- 140 grammi formaggio Parmigiano

Istruzioni

1. Preriscalda il forno a 185 ° C.

2.   Mescolare tutti gli ingredienti per la crosta di torta in un robot da cucina per 1-2 minuti, fino a ottenere un impasto compatto. Se non hai un robot da cucina, impasta gli ingredienti in una ciotola usando una forchetta o le mani. Lasciate riposare in frigorifero per 5-10 minuti.

3.   Stendere la pasta, dello spessore di circa 1/2 cm, tra due fogli di carta forno. Puoi anche stendere la pasta con le mani ben oliate o con una spatola direttamente in una tortiera antiaderente. Se usi una teglia a cerniera, posiziona della carta forno tra l'anello e il fondo per facilitare la cottura della torta.

4.   Pulire i funghi e friggerli nel burro fino a dorarli. Aggiungere timo, sale e pepe a piacere. Sbatti insieme il resto degli ingredienti e versalo nella crosta di torta.

5.   Aggiungi i funghi. Salva alcuni bei per la decorazione / servizio. Infornare per 30 minuti o fino a quando la torta non assume un bel colore dorato e il ripieno è pronto. Lasciar raffreddare qualche minuto prima di servire.

Questa torta può essere preparata in anticipo e si conserva bene nel congelatore.

Si scongela meglio a temperatura ambiente e si può riscaldare delicatamente nel microonde o nel forno a bassa temperatura. Proteggi i bordi con un foglio di alluminio in modo che non si bruci se lo riscaldi nel forno.

Servire con alcune verdure a foglia verde a parte.

Frittelle con ripieno di crema di formaggio salato

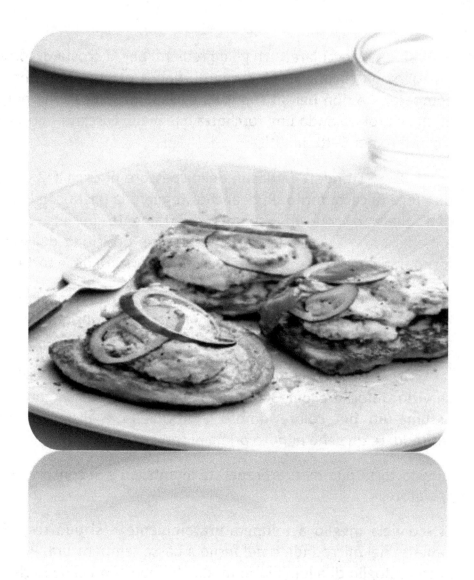

Parliamo di piccole frittelle piene di sapore. Cosa si può volere di più?

Preparazione 15 m

Tempo di cottura 20 m

Ingredienti

Guarnizione

- 230 grammi crema di formaggio o ricotta

- 2 cucchiai di pesto verde o rosso

- 2 cucchiai di olio d'oliva

- ½ cipolla rossa, tagliata a fettine

- sottili sale marino

- macinato pepe nero

Pancakes

- 5 uova

- 255 grammi fiocchi di latte

- 1 pizzico di sale

- 1 cucchiaio di buccia di psillio in polvere

- burro o olio di cocco, per friggere

Istruzioni

1. Mescolare la crema di formaggio, 1 cucchiaio di olio d'oliva e il pesto. Mettere da parte.

2. Mescolare le uova, la ricotta, il sale e la buccia di psillio in polvere con un frullatore a immersione fino a ottenere una pastella liscia. Lascia riposare per 10 minuti.

3. Scalda un paio di cucchiai di burro o olio d'oliva in una padella larga a fuoco medio. Mettere alcune cucchiaiate di pastella di ricotta, di massimo 2–3 cm di diametro, nella padella e friggere le frittelle per qualche minuto su ciascun lato.

4. Servire con una generosa quantità di crema di formaggio e qualche fetta di cipolla rossa. Completare con sale marino e pepe nero macinato fresco. Cospargere con l'olio d'oliva rimanente.

Se non hai il pesto in casa, puoi insaporire la crema di formaggio con altre cose, come erba cipollina tritata finemente, erbe fresche o uova di pesce affumicate.

Piatto vegetariano grigliato Keto

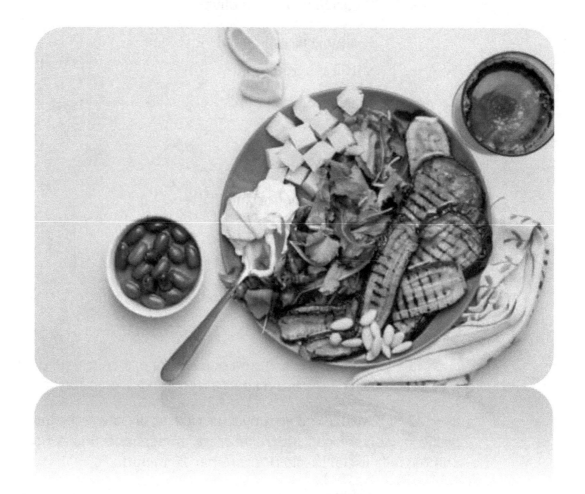

Prepara il tuo vegetariano con questo capolavoro mediterraneo alla griglia. Una fresca combinazione di verdure grigliate, olive, noci e formaggio crea un gustoso piatto cheto. E il tocco finale? Un filo d'olio d'oliva e limone, ovviamente!

10 m di preparazione

Tempo di cottura 20 m

Ingredienti

- $^1/_3$ melanzane
- ½ zucchine

- 40 grammi di olio d'oliva

- ½ limone, il succo

- 140 grammi formaggio cheddar

- 10 olive nere

- 30 grammi mandorle

- 70 grammi di maionese o crème fraîche

- 30 grammi verdure a foglia verde

- sale e pepe

Istruzioni

1.   Tagliare le melanzane e le zucchine a fette spesse mezzo pollice nel senso della lunghezza. Salate su entrambi i lati e lasciate riposare per 5-10 minuti.

2.   Preriscalda il forno a 450 ° F (225 ° C) o, ancora meglio, imposta il forno sulla griglia.

3.   Usa della carta assorbente o un canovaccio pulito per tamponare zucchine e melanzane finché non si asciugano in superficie.

4.   Disporre le fette su una teglia rivestita di carta forno. Spennellate l'olio d'oliva e condite con pepe.

5.   Cuocere (o cuocere alla griglia) per 15-20 minuti o fino a doratura su entrambi i lati, girando una volta a metà. Puoi anche friggere le verdure in una padella capiente o cuocerle su una griglia.

6.   Al termine, disporre su un piatto da portata. Condire con olio d'oliva e succo di limone appena spremuto.

7.   Servire con cubetti di formaggio, mandorle, olive, maionese o crème fraiche e verdure a foglia.

Tostare le mandorle a secco (in forno a 250 ° C per circa un'ora) per un sapore ancora maggiore. Mescolare le noci calde con olio di mandorle e sale per una finitura perfetta.

Keto pasta con salsa di formaggio blu

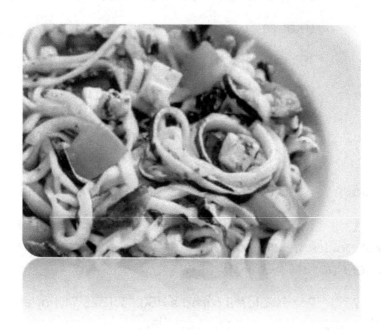

Così succulento. Così cremoso. Questa salsa al formaggio blu è irresistibile sulla pasta cheto fatta in casa. Preparare la tua pasta keto senza glutine può richiedere un piccolo sforzo in più, ma alla fine ripaga davvero. Allaccia le cinture e abbraccia l'avventura nella tua cucina!

15 + 20 m

Ingredienti

Salsa al formaggio blu

- 200 grammi formaggio blu

- 200 grammi crema di formaggio

- 50 grammi burro

- 2 pizzichi di pepe

Per servire

- 4 cucchiai di pinoli tostati

- 50 grammi parmigiano grattugiato fresco

- 8 uova

- 300 grammi crema di formaggio

- 1 cucchiaino di sale

- 5½ cucchiai di buccia di psillio macinata in polvere

Istruzioni

1. Preriscalda il forno a 150 ° C.

2. Sbattere le uova, la crema di formaggio e il sale fino a ottenere una pastella omogenea. Continua a frullare mescolando nella buccia di psillio, un po'alla volta. Lascia riposare la pastella per 2 minuti.

3. Utilizzare una spatola per stendere la pastella su una teglia foderata di carta forno. Metti un altro pezzo di carta da forno sopra e appiattisci con un mattarello fino a quando la pastella non è di almeno 33 x 45 cm. Puoi anche dividerla in due parti e usare un'altra teglia per una pasta ancora più sottile.

4. Mettere la pastella ricoperta di pergamena nel forno e cuocere per circa 10-12 minuti. Lasciate raffreddare e togliete la carta.

5. Tagliare la pasta a listarelle sottili con un'affetta pizza o un coltello affilato. È ancora più facile arrotolare la pasta nel senso della lunghezza e tagliare le strisce con un paio di forbici.

6. Conservata in frigorifero, la pasta si conserva bene per 2-3 giorni. Inoltre si congela bene. (Lascialo semplicemente scongelare a temperatura ambiente o riscaldalo con cura nel microonde prima dell'uso.)

7. Per rinfrescare la pasta prima di servirla: scaldare la pasta per 30 secondi nel microonde, oppure lasciarla scaldare semplicemente dalla salsa tiepida. La pasta è già cotta.

Salsa Di Formaggio Blu

1.   Sciogliere delicatamente il formaggio blu in una piccola casseruola a fuoco medio, mescolando regolarmente. Aggiungere la crema di formaggio e mescolare bene per qualche minuto.

2.   Aggiungere il burro e mescolare fino a che liscio. Non portare a ebollizione la salsa; vuoi solo che sia caldo.

3.   Servi immediatamente con la tua pasta cheto o gli zoodles. Guarnire con pinoli tostati e parmigiano grattugiato fresco.

Rendilo colorato! Puoi ottenere un arcobaleno di colori - e sapori - aggiungendo alcuni semplici ingredienti a questa pasta.

•   Rendilo rosso intenso aggiungendo 1-2 cucchiai di concentrato di pomodoro.

•   Rendilo verde con qualche cucchiaio di basilico fresco tritato finemente o un po' di spinaci surgelati.

•   Rendilo un bel giallo solare con il meraviglioso sapore di zafferano o curcuma. Prova solo un pizzico sciolto in ⅓ cucchiaio di acqua calda e mescolalo alla pastella prima di aggiungere la buccia di psillio.

Broccoli al burro

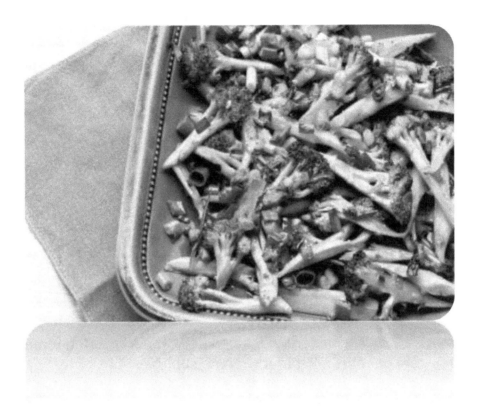

Pronto a dare ai broccoli un restyling di proporzioni epiche? Così semplice ma profondo ... la risposta è il burro. Friggere i broccoli da soli o con scalogno e capperi. Servire con uova, carne o qualsiasi tipo di pesce. In una parola: FAVOLOSO.

5 minuti di preparazione

10 minuti per cucinare

Ingredienti

- 85 grammi burro

- 500 grammi di broccoli

- 5 scalogni

- 2 cucchiai di capperi piccoli (facoltativo)

- sale e pepe

Istruzioni

1. Dividi i broccoli in piccole cimette, compreso il gambo. Sbucciare il gambo se è ruvido.

2. Sciogliere il burro e aggiungere i broccoli. Soffriggi per 5 minuti a fuoco medio-alto finché i broccoli non diventano dorati e si ammorbidiscono. Condire con sale e pepe.

3. Aggiungere lo scalogno e i capperi tritati finemente. Friggere per altri 1-2 minuti. Servite subito!

Prova questa semplice trasformazione burrosa con cavoletti di Bruxelles, asparagi o zucchine. E vai avanti e aggiungi alcuni funghi a fette se suona delizioso!

Purea di cavolfiore al burro rosolato

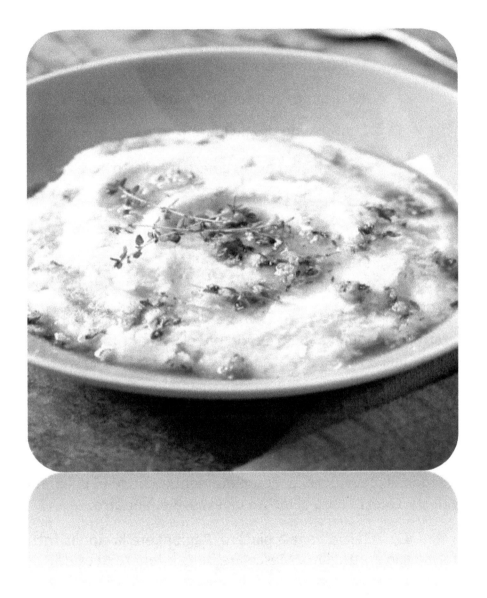

Pensa al cavolfiore cremoso. Cipolla dorata. Cheddar che si scioglie in bocca. Delizioso burro rosolato. Non puoi sbagliare con questo mash a basso contenuto di carboidrati. È decisamente favoloso...

15 minuti di preparazione

20 minuti per cucinare

Ingredienti

- 2 cipolle gialle, tritate finemente

- 3 cucchiai di burro, per friggere

- 1 kg di cavolfiore

- 1 70 grammi di panna da montare pesante

- 300 grammi formaggio cheddar grattugiato

- 1 cucchiaino di sale marino

- ½ cucchiaino di pepe nero macinato

- 170 grammi burro

Istruzioni

1. Friggere le cipolle tritate in una generosa quantità di burro, fino a renderle morbide e dorate. Mettere da parte.

2. Sminuzza il cavolfiore con il lato ruvido di una grattugia, oppure dividilo in fiori più piccoli e tritalo in un robot da cucina fino a raggiungere le dimensioni del riso. Elabora pochi fiori alla volta.

3. Versare la panna da montare pesante in una padella. Incorporare il riso al cavolfiore e far bollire a fuoco medio. Lasciate cuocere a fuoco lento per 10-15 minuti o più, fino a quando il cavolfiore è completamente cotto e la crema si è ridotta. Questo darà al mosto un sapore più neutro.

4. Sale e pepe a piacere. Aggiungere la cipolla fritta e il formaggio grattugiato. Mescolare bene e tenere in caldo.

5. Sciogliere il burro a fuoco medio in una padella fino a quando diventa color ambra per un buon gusto di nocciola. Servire il burro con la purea.

Non è necessario rimuovere tutte le parti frondose: usa l'intera testa di cavolfiore per fare il purè! Assicurati solo di togliere le foglie esterne. Puoi anche usare il riso al cavolfiore già pronto della drogheria, fresco o congelato.

Uova alla diavola keto piccanti

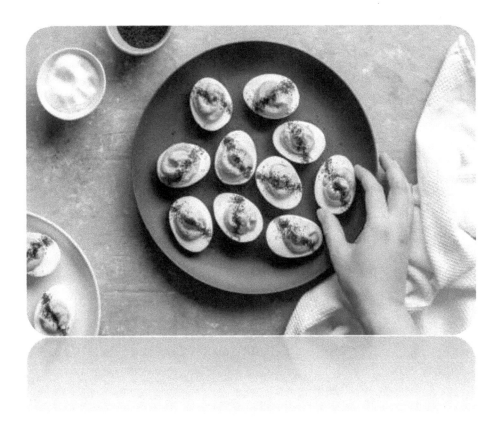

Deliziose uova alla diavola piccanti con il calore e il sapore della pasta di curry. Uno spuntino o un antipasto keto perfetto per ogni vacanza.

10 minuti di preparazione

10 minuti per cucinare

ingredienti

- 6 uova
- 1 cucchiaio di pasta di curry rosso
- 70 grammi di maionese
- ¼ di cucchiaino di sale
- ½ cucchiaio di semi di papavero

Istruzioni

1.   Mettere le uova in acqua fredda in una padella, quanto basta per coprire le uova. Portare a ebollizione senza coperchio.

2.   Lascia sobbollire le uova per circa otto minuti. Raffreddare rapidamente in acqua ghiacciata.

3.   Rimuovere i gusci d'uovo. Taglia entrambe le estremità e dividi l'uovo a metà. Rimuovere il tuorlo d'uovo e metterlo in una piccola ciotola.

4.   Disponete gli albumi su un piatto e lasciate riposare in frigorifero.

5.   Mescolare la pasta di curry, la maionese e i tuorli d'uovo in una pastella liscia.

6.   Tira fuori gli albumi dal frigorifero e applica la pastella.

7.   Cospargere i semi sopra e servire.

Abbiamo usato la pasta di curry, ma puoi usare qualsiasi pasta di peperoncino con o senza sapore di curry, o provare la pasta chipotle.

Ricette per la Dieta Chetogenica – CENA

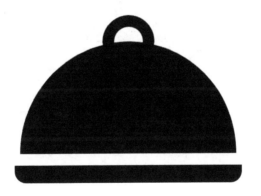

Keto tonno formaggio fuso

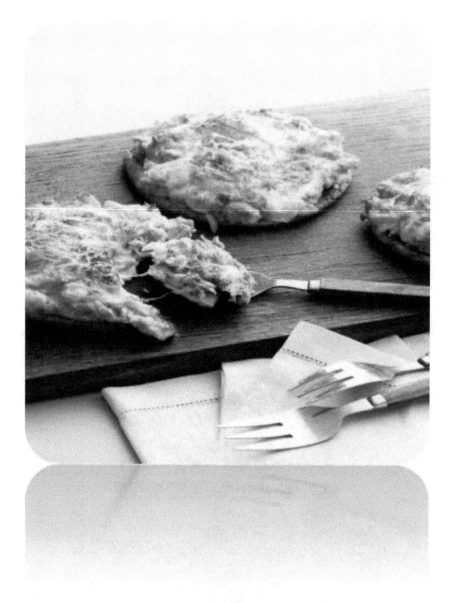

Formoso, cremoso e setoso, questo tonno a faccia aperta è elegante e soddisfacente. Servi con del semplice pane e preparati ad innamorarti!

30 minuti di preparazione

40 minuti per cucinare

Ingredienti

Pane Oopsie

- 3 uova
- 150 grammi crema di formaggio, ammorbidita
- 1 pizzico di sale
- ½ cucchiaio di buccia di psillio macinata in polvere
- ½ cucchiaino di lievito in polvere

Insalata di tonno

- 100 grammi di maionese o panna acida
- 4 gambi di sedano, tritati
- 50 grammi sottaceti all'aneto, tritati
- 230 grammi tonno in acqua sgocciolato
- 1 cucchiaino di succo di limone
- 1 spicchio d'aglio tritato
- Sale e pepe a piacere

guarnizione

- 300 grammi formaggio grattugiato
- ¼ di cucchiaino di pepe di cayenna o paprika in polvere

Per servire

- 140 grammi verdure a foglia
- verde olio d' oliva

Istruzioni

Pane Oopsie

1. Preriscalda il forno a 150 ° C. Rivesti una teglia da mezzo foglio, 33x46 cm (13x18 ") con carta pergamena.

2.   Separare i tuorli dagli albumi, disponendoli in due grandi ciotole separate.

3.   Aggiungere il sale agli albumi e montare con una frusta elettrica finché non diventa ben duro. Dovresti essere in grado di capovolgere la ciotola senza che gli albumi si muovano.

4.   Mescolare i tuorli e la crema di formaggio insieme allo sbattitore elettrico, quindi incorporare la buccia di psillio e il lievito fino a quando non saranno ben amalgamati.

5.   Incorporare delicatamente gli albumi nel mix di tuorlo d'uovo - cercare di mantenere l'aria negli albumi.

6.   Per ogni porzione, posizionare 2 mucchietti uguali di pastella sulla teglia rivestita di carta da forno. Stenderlo con una spatola per formare ½ " (1 cm) di spessore, cerchi.

7.   Cuocere sulla griglia centrale per circa 25 minuti, fino a doratura. Mettere da parte e lasciare raffreddare il pane sulla teglia.

Il tonno si scioglie

1.   Preriscalda il forno a 175 ° C.

2.   Mescolare gli ingredienti dell'insalata di tonno.

3.   Prendi la teglia con il pane Oopsie raffreddato e spalma l'insalata di tonno sopra ogni fetta.

4.   Cospargere il formaggio e il pepe di Caienna o la paprika sopra. Infornare sulla griglia centrale per circa 15 minuti o finché il formaggio non sarà sciolto e dorato.

5.   Servire il tonno fuso con le verdure a foglia, condendo con olio d'oliva.

Suggerimenti

Il tonno si scioglie può essere refrigerato e successivamente riscaldato o gustato come avanzo freddo - delizioso!

Rompi la tradizione e scambia il salmone o il pollo, per il tonno!

Cavolo cappuccio arrosto

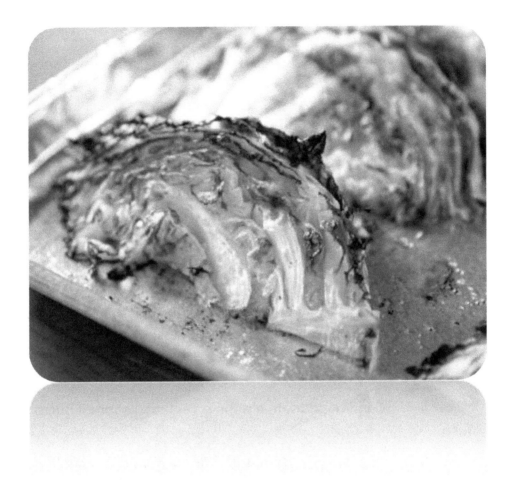

Oh cavolo dolce e conveniente! Ti amiamo quasi quanto una fresca brezza in una calda giornata estiva! Preparazione minima e così gustosa. Basso contenuto di carboidrati e versatile. Un lato sano che va con quasi tutto. È uno slam dunk garantito!

10 minuti di preparazione

20 minuti per cucinare

Ingredienti

- 1 kg. di cavolo verde
- 170 grammi burro

- 1 cucchiaino di sale

- ¼ di cucchiaino di pepe nero macinato

Istruzioni

1. Preriscalda il forno a 200 ° C.

2. Sciogliere il burro in una casseruola a fuoco medio-basso.

3. Dividi il cavolo verde a spicchi e rimuovi il gambo spesso al centro. Tagliare delle fette - spesse meno di un pollice - e disporle su una teglia rivestita con carta da forno o in una teglia grande.

4. Condite con sale e pepe e versateci sopra il burro fuso.

5. Cuocere per 20 minuti o fino a quando il cavolo è arrostito.

Prova ad aggiungere un po'di cipolla a dadini o spezie macinate per un sapore extra!

Salmone al forno Keto con pesto e broccoli

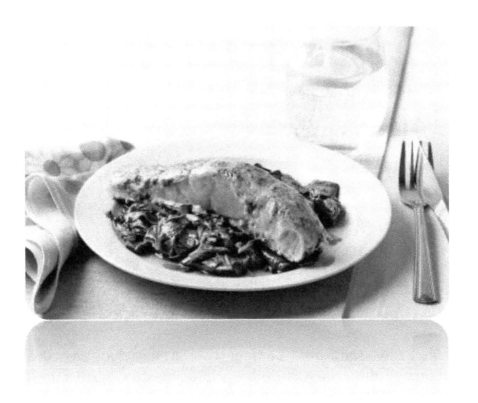

A volte le cose più semplici sono le più eleganti e raffinate. Questo piatto versatile, perfetto per una notte in settimana o per una cena elegante, lascia trasparire l'essenza del salmone al forno, aggiungendo il giusto equilibrio con i sapori di nocciola e basilico di una salsa al pesto veloce.

5 minuti di preparazione

15 minuti per cucinare

Ingredienti

Salsa verde

- 4 cucchiai di pesto verde

- 150 grammi di maionese

- 70 grammi di yogurt greco intero

- sale e pepe

Salmone e broccoli

- 1 kg. di salmone

- 4 cucchiai di pesto verde

- sale e pepe

- 500 grammi di broccoli

Istruzioni

1. Mettere il salmone con la pelle rivolta verso il basso in una pirofila unta. Distribuire sopra il pesto e aggiustare di sale e pepe. Distribuisci i broccoli intorno.

2. Cuoci in forno a 175 ° C per circa 20 minuti, o finché il salmone non si sfalda facilmente con una forchetta.

3. Nel frattempo, mescola gli ingredienti della salsa. Pesto, maionese e yogurt.

Questa ricca insalata con verdure, noci pecan, semi e una sana dose di vinaigrette fresca fatta in casa si abbina perfettamente anche a questo piatto di salmone.

Torta di salmone Keto

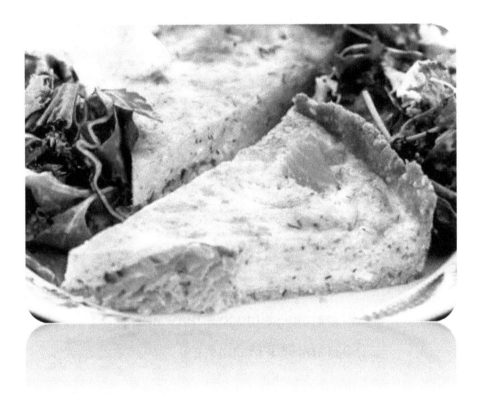

Salmone e aneto si adorano così tanto che è quasi ridicolo. E questa torta keto sostanziosa e di formaggio ti stupirà.

15 minuti di preparazione

40 minuti per cucinare

Ingredienti

Crosta di torta

- 100 grammi di farina di mandorle

- 4 cucchiai di semi di sesamo

- 4 cucchiai di farina di cocco

- 1 cucchiaio di buccia di psillio in polvere

- 1 cucchiaino di lievito in polvere

- 1 pizzico di sale

- 3 cucchiai di olio d'oliva o olio di cocco

- 1 uovo

- 4 cucchiai d'acqua

Riempimento

- 230 grammi salmone affumicato

- 150 grammi di maionese

- 3 uova

- 2 cucchiai di aneto fresco, tritato finemente

- ½ cucchiaino di cipolla in polvere

- ¼ di cucchiaino di pepe nero macinato

- 140 grammi crema di formaggio

- 140 grammi formaggio grattugiato

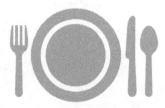

Istruzioni

1.   Preriscalda il forno a 175 ° C.

2.   Mettere gli ingredienti della pasta per torta in un robot da cucina dotato di una lama di plastica. Frullare fino a formare una palla. Se non hai un robot da cucina, puoi usare una forchetta per mescolare l'impasto.

3.   Metti un pezzo di carta da forno in una teglia da 10 cm (23 cm). (Questo lo rende un gioco da ragazzi da rimuovere una volta cotto.)

4.   Ungi le dita o una spatola e premi delicatamente l'impasto nella teglia. Pre-infornare la crosta per 10-15 minuti o finché non sarà leggermente dorata.

5.   Mescolare tutti gli ingredienti per il ripieno, tranne il salmone, e versarlo nella crosta di torta. Aggiungere il salmone e infornare per 35 minuti o finché la torta non sarà dorata.

6.   Lasciate raffreddare per qualche minuto e servite con insalata o altre verdure.

Sii flessibile! Sentiti libero di sostituire il salmone stagionato, bollito o alla griglia con il salmone affumicato: assicurati solo di regolare sale e spezie di conseguenza. E non aver paura di farlo prima del tempo! Questa torta si congela bene, quindi puoi sempre tenerne una a portata di mano per un pasto veloce infrasettimanale.

Casseruola di pesce Keto con funghi e senape francese

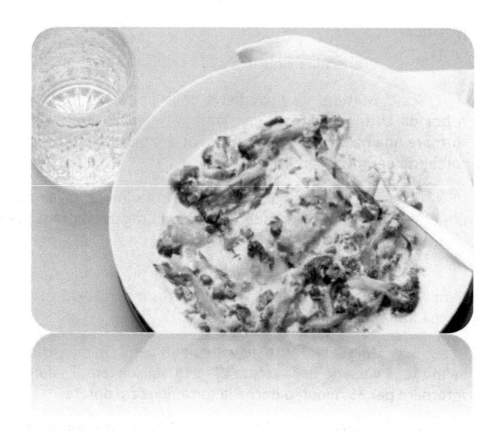

Così abbondante. Così soddisfacente. E così, così semplice da realizzare. Se ami il pesce, i funghi e le salse cremose e ricche, preparati a innamorarti perdutamente di questa fantastica casseruola di keto.

15 minuti di preparazione

30 minuti per cucinare

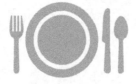

Ingredienti

- 500 grammi di funghi
- 100 grammi. burro
- 1 cucchiaino di sale
- pepe, a piacere
- 2 cucchiai di prezzemolo fresco
- 300 grammi di panna da montare pesante
- 2 cucchiai di senape di Digione
- 230 grammi formaggio grattugiato
- 700 grammi di pesce bianco, ad esempio merluzzo
- 700 grammi di broccoli o cavolfiore
- 100 grammi. burro o olio d'oliva

Istruzioni

1. Preriscalda il forno a 175 ° C.

2. Tagliate i funghi a spicchi. Friggere nel burro finché i funghi non si saranno ammorbiditi, circa 5 minuti. Aggiungi sale, pepe e prezzemolo.

3. Versare la panna e la senape e abbassare la fiamma. Lasciate cuocere a fuoco lento per 5-10 minuti per ridurre un po 'la salsa.

4. Condire il pesce con sale e pepe e metterlo in una pirofila unta. Cospargere 3/4 di formaggio e versarvi sopra la crema di funghi. Completare con il formaggio rimasto.

5. Cuocere per circa 30 minuti se il pesce è congelato, o leggermente meno se è fresco. Sonda con un coltello affilato dopo

20 minuti; il pesce è fatto se si sfalda facilmente con una forchetta. E ricorda che il pesce continuerà a cuocere anche dopo averlo sfornato.

6.   Nel frattempo, prepara il contorno. Taglia i broccoli o il cavolfiore a cimette. Lessare in acqua leggermente salata per qualche minuto. Filtrare l'acqua e aggiungere olio d'oliva o burro.

7.   Schiaccia grossolanamente con un cucchiaio di legno o una forchetta.

8.   Condite con sale e pepe e servite con il pesce.

Sapevi che anche il gambo dei broccoli e del cavolfiore è meraviglioso? Basta staccare lo strato esterno ruvido con un coltello affilato o un pelapatate. E poi tagliare i gambi nel senso della lunghezza in aste, o tagliarli a cubetti.

Spiedini di salmone avvolti nel prosciutto

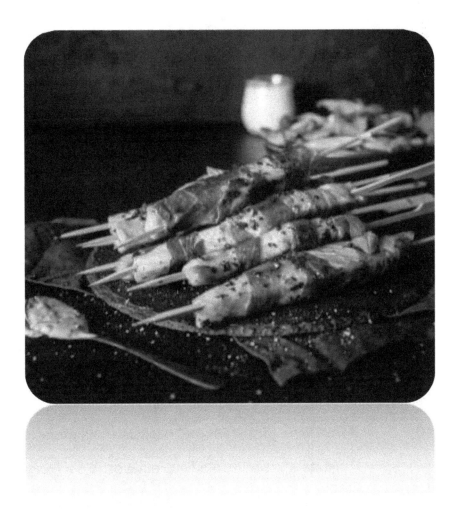

Meno è meglio! Salmone, basilico fresco e prosciutto. Non hai bisogno di nient'altro in questi spiedini saporiti per il buffet.

10 minuti di preparazione

25 minuti per cucinare

Ingredienti

Spiedini di salmone

- 40 grammi di basilico fresco, tritato finemente

- 500 grammi di salmone, congelato a pezzi

- 1 pizzico di pepe nero macinato

- 100 grammi. prosciutto crudo a fette

- 1 cucchiaio di olio d' oliva

- 8 spiedini di legno

Servendo

- 150 grammi di maionese

Istruzioni

1. Metti a bagno gli spiedini.

2. Tritate finemente il basilico con un coltello affilato.

3. Tagliare i pezzi di filetto lasco quasi scongelati nel senso della lunghezza e montarli sugli spiedini.

4. Arrotolare gli spiedini nel basilico e nel pepe tritati.

5. Tagliate il prosciutto a listarelle sottili e avvolgetelo intorno al salmone.

6. Coprite con olio d'oliva e fate soffriggere in padella, al forno o sulla griglia.

7. Servire con la maionese o un'abbondante insalata.

I pezzi di salmone congelati funzionano molto bene. È più facile infilarli nello spiedo quando il pesce è ancora un po' congelato.

Hamburger di salmone Keto con purea e burro al limone

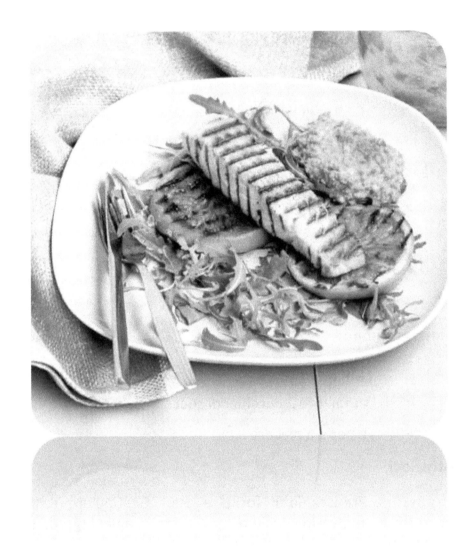

Per questi hamburger di salmone, passiamo al nocciolo della questione. Sono semplici da realizzare, controllare. Caricato con tonnellate di sapore, controlla. E sono ricoperti di ooey, gooey, burro al limone.

10 minuti di preparazione

20 minuti per cucinare

Ingredienti

Hamburgers al salmone

- 700 grammi di salmone
- 1 uovo
- ½ cipolla gialla
- 1 cucchiaino di sale
- ½ cucchiaino di pepe
- 50 grammi burro, per friggere

Purè verde

- 500 grammi di broccoli
- 140 grammi burro
- 50 grammi parmigiano grattugiato
- Sale e pepe a piacere

Burro al limone

- 110 grammi burro a temperatura
- ambiente 2 cucchiai di succo di limone Sale
- e pepe a piacere

Istruzioni

1. Preriscalda il forno a 100° C. Tagliare il pesce a pezzetti e metterlo, insieme al resto degli ingredienti per l'hamburger, in un robot da cucina.

2. Impastare per 30-45 secondi fino ad ottenere una miscela grossolana. Non mescolare troppo accuratamente, questo può rendere gli hamburger duri.

3. Forma 6-8 hamburger e friggi per 4-5 minuti per lato a fuoco medio in una generosa quantità di burro o olio. Tenere al caldo in forno.

4.   Mondate i broccoli e tagliateli a piccoli fiori. Puoi usare anche il gambo, sbucciarlo e tagliarlo a pezzetti.

5.   Portare a ebollizione una pentola di acqua leggermente salata e aggiungere i broccoli. Cuocere per alcuni minuti fino a quando non sarà morbido, ma non finché tutta la consistenza non sarà sparita. Scolare e scartare l'acqua bollente.

6.   Usa un frullatore ad immersione o un robot da cucina per mescolare i broccoli con burro e parmigiano. Aggiustare di sale e pepe.

7.   Preparare il burro al limone mescolando il burro (a temperatura ambiente) con il succo di limone, sale e pepe in una piccola ciotola usando le fruste elettriche.

8.   Servire gli hamburger caldi con un lato di purè verde e una cucchiaiata di burro al limone fresco in cima.

Puoi aromatizzare gli hamburger in vari modi. Provali con aglio, peperoncino, le tue erbe preferite o il curry in polvere. Perché non dei capperi o del parmigiano grattugiato? Il burro può anche essere aromatizzato in diversi modi. Suggeriamo di provare il rafano appena grattugiato, è delizioso!

Polpette di formaggio Keto Pimiento

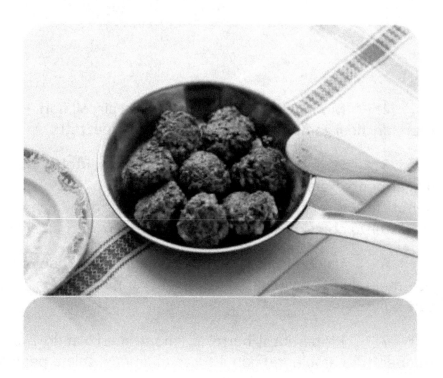

Il formaggio cheddar, i peperoni rossi pimiento e l'ingrediente segreto della maionese creano una polpetta keto piccante ma cremosa e umida. È perfetto non solo per una cena durante la settimana, ma anche come spuntino a basso contenuto di carboidrati o portato in un cestino del pranzo per lavoro o scuola.

15 minuti di preparazione

20 minuti per cucinare

Ingredienti

Formaggio Pimiento

- 50 grammi di maionese

- 40 grammi di peperoncino o jalapeños sottaceto

- 1 cucchiaino di paprika in polvere o peperoncino in polvere

- 1 cucchiaio di senape di Digione

- 1 pizzico di pepe di Cayenna

- 110 grammi formaggio cheddar, grattugiato

Polpette

- 700 grammi di carne macinata

- 1 uovo sale

- e pepe

- 2 cucchiai di burro, per friggere

Istruzioni

1. Inizia mescolando tutti gli ingredienti per il formaggio pimiento in una grande ciotola.

2. Aggiungere la carne macinata e l'uovo al composto di formaggio. Usa un cucchiaio di legno o le mani pulite per combinare. Sale e pepe a piacere.

3. Formare delle polpette grandi e friggerle nel burro o nell'olio in una padella a fuoco medio fino a quando non saranno ben cotte.

4. Servire con un contorno a scelta, un'insalata verde e magari una maionese fatta in casa.

Questa ricetta funziona perfettamente anche per il polpettone. Preriscalda il forno a 200 ° C. Premere il composto di carne in una teglia e infornare per 30-40 minuti! Il polpettone può anche essere affettato per panini o carne per il pranzo.

Hamburger di formaggio di capra Keto con patate fritte di zucchine

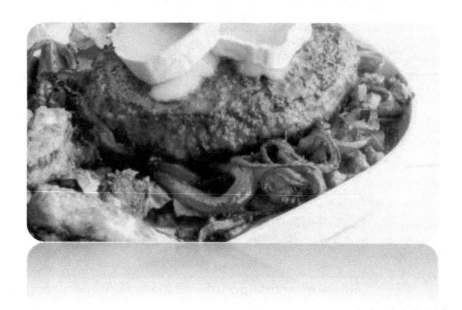

L'eleganza è ridefinita con questo hamburger saporito e piccante condito con formaggio di capra fuso.

10 minuti di preparazione

30 minuti per cucinare

Ingredienti

Maionese piccante al pomodoro

- 150 grammi di maionese

- 1 cucchiaio di concentrato di pomodoro

- 1 pizzico di pepe di Cayenna

- sale e pepe

Patatine fritte di zucchine

- 1 zucchina

- 200 grammi di farina di mandorle

- 515 grammi parmigiano grattugiato

- 1 cucchiaino di cipolla in polvere

- 1 cucchiaino di sale

- ½ cucchiaino di pepe

- 2 uova

- 3 cucchiai di olio d'oliva

Burger

- 30 grammi burro o olio d'oliva

- 2 cipolle rosse

- 1 cucchiaio di aceto di vino rosso

- 700 grammi di carne macinata

- sale e pepe

- 110 grammi formaggio di capra

- 85 grammi lattuga

Istruzioni

1. Preriscalda il forno a 200 ° C.

2. Mescolare tutti gli ingredienti per la maionese al pomodoro e mettere da parte in frigorifero.

3. Foderare una teglia con carta da forno.

4. Tagliate le zucchine in lunghezza e privatele dei semi. Dividi in bacchette, spesse da ¼ a ½ pollice circa.

5. Rompi le uova in una ciotola e sbatti per unire.

6. Mescolare la farina di mandorle, il parmigiano, la cipolla in polvere, il sale e il pepe su un piatto.

7. Lancia le bacchette nella miscela di farina quindi immergi ciascuna bacchetta nelle uova per coprire. Finisci con un altro strato di farina.

8. Metti le patatine sulla teglia e condisci con olio d'oliva. Cuocere in forno per 20-25 minuti o fino a doratura.

9. Nel frattempo prepara gli hamburger. Inizia affettando le cipolle sottilmente e saltale nel burro fino a renderle morbide a fuoco medio. Versare la fine dell'aceto, mescolare e ridurre fino a ottenere una crema. Aggiungere sale e pepe a piacere. Mettere da parte fino a servire.

10. Formare le polpette di hamburger e friggerle o grigliarle a proprio piacimento. Condire con sale e pepe.

11. Mettere gli hamburger su letti di lattuga e il composto di cipolle. Mettere sopra il formaggio di capra e servire con patate fritte di zucchine e maionese piccante al pomodoro.

Puoi preparare patatine fritte al forno con una varietà di verdure a basso contenuto di carboidrati, ad esempio asparagi verdi, fagiolini o fagioli gialli.

Tortilla Keto con carne macinata e salsa

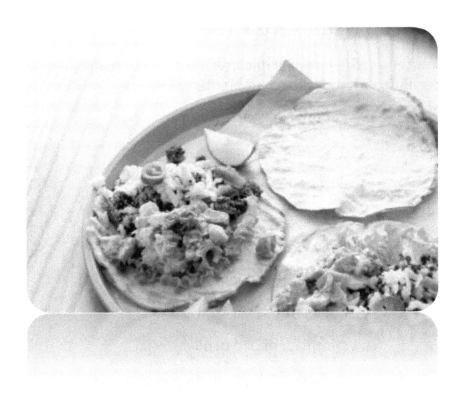

Concediti una deliziosa tortilla ripiena di carne e formaggio. Con il tuo pane keto fatto in casa e il mix di spezie questo preferito messicano non sarà solo salutare, ma anche delizioso!

30 minuti di preparazione

30 minuti per cucinare

Ingredienti

Tortillas a basso contenuto di carboidrati

- 2 uova

- 2 albumi d'uovo

- 140 grammi crema di formaggio, ammorbidita

- ½ cucchiaino di sale

- 1½ cucchiaino di buccia di psillio macinata in polvere
- 1 cucchiaio di farina di cocco

Riempimento

- 2 cucchiai di olio d'oliva
- 500 grammi di carne macinata di manzo o di agnello macinato, a temperatura ambiente
- 2 cucchiai di condimento Tex-Mex
- 70 grammi d'acqua
- sale e pepe

Salsa

- 2 avocado, a dadini
- 1 pomodoro a dadini
- 2 cucchiai di succo di lime
- 1 cucchiaio di olio d' oliva
- 70 grammi di coriandolo fresco, tritato
- sale e pepe

Per servire

- 170 grammi formaggio messicano grattugiato
- 85 grammi lattuga sminuzzata

Istruzioni

Tortillas a basso contenuto di carboidrati

1. Preriscalda il forno a 200 ° C.

2. Usando uno sbattitore elettrico con l'accessorio frusta, sbatti le uova e gli albumi fino a renderli spumosi, preferibilmente per alcuni minuti. In una grande ciotola separata, sbattere la crema di formaggio fino a che liscio. Aggiungere le uova alla crema di formaggio e frullare finché le uova e la crema di formaggio non formano una pastella liscia.

3. Mescola sale, buccia di psillio e farina di cocco in una piccola ciotola. Aggiungere il composto di farina un cucchiaio alla volta nella pastella e continuare a frullare ancora. Lascia riposare la pastella per qualche minuto o fino a quando non è densa come una pastella per frittelle americane. La velocità con cui si gonfierà la pastella dipende dalla marca della buccia di psillio: potrebbero essere necessari alcuni tentativi ed errori.

4. Tirare fuori due teglie e adagiarvi sopra della carta forno. Usando una spatola, distribuire la pastella sottilmente (non più di ¼ di pollice di spessore) in 4-6 cerchi o 2 rettangoli.

5. Cuocere sulla griglia superiore per circa 5 minuti o più, finché la tortilla non diventa un po' marrone attorno ai bordi. Controlla attentamente il lato inferiore in modo che non bruci.

Riempimento

1. Mettere una padella grande a fuoco medio-alto e scaldare l'olio. Aggiungere la carne macinata e friggere fino a cottura completa.

2. Aggiungere il condimento tex-mex e l'acqua e mescolare. Lasciate cuocere a fuoco lento fino a quando la maggior parte dell'acqua sarà finita. Assaggia per vedere se ha bisogno di condimento aggiuntivo.

Salsa e servizio

1. Prepara la salsa con avocado, pomodori, succo di lime, olio d'oliva e coriandolo fresco. Sale e pepe a piacere.

2. Servire il ripieno di manzo in una tortilla, con formaggio grattugiato, salsa e verdure a foglia grattugiate.

Porta la carne macinata fuori dal frigorifero un po'prima di friggerla. La carne macinata fredda si raffredderà nella padella e la carne macinata sarà bollita e non fritta. Quest'ultimo ha un sapore molto migliore.

Ricette della Dieta Chetogenica – DOLCI

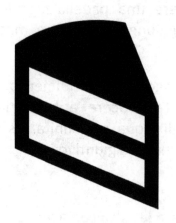

Cheto chocolate chip cookie

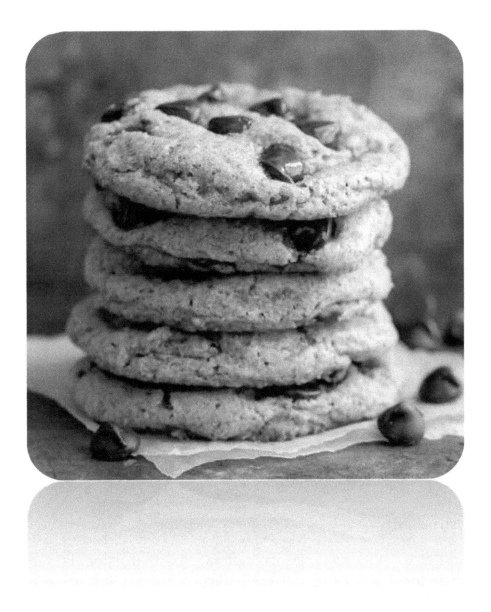

Farina di mandorle, burro, eritritolo e, naturalmente, gocce di cioccolato senza zucchero sono gli ingredienti principali di questo gustoso e facile biscotto con gocce di cioccolato cheto. Vuoi un po' più di crunch? Aggiungi la tua frutta secca a basso contenuto di carboidrati preferita come noci pecan, mandorle o noci di macadamia.

35 minuti di preparazione

40 minuti per cucinare

Ingredienti

- 150 grammi di farina di mandorle

- ¼ di cucchiaino di bicarbonato di sodio

- ¼ cucchiaino di cremor tartaro (facoltativo)

- ¼ di cucchiaino di sale

- 50 grammi di eritritolo

- 70 grammi burro non salato, ammorbidito

- 1 uovo grande

- 1 cucchiaio di estratto di vaniglia

- 30 grammi gocce di cioccolato da forno senza zucchero

Istruzioni

1. In una piccola ciotola, sbatti insieme la farina di mandorle, il bicarbonato di sodio, il cremor tartaro e il sale. Mettere da parte.

2. In una ciotola grande separata, unisci il dolcificante granulato e il burro fuso usando un miscelatore elettrico a bassa velocità. Aggiungere l'uovo e la vaniglia e mescolare fino a ottenere un composto omogeneo. Aggiungere gli ingredienti secchi e mescolare a velocità media. Incorporare le gocce di cioccolato, finché non si saranno amalgamate.

3.   Posizionare la pasta per biscotti al centro di un foglio di 12 "x9" (30 x 23 cm) di pellicola trasparente o carta da forno. Forma l'impasto in un tronco di circa 1 ½ "-2" di diametro (3,8 - 5 cm) e 10 "(25 cm) di lunghezza. Avvolgere la pellicola trasparente attorno all'impasto e conservare in frigorifero per almeno 3 ore o durante la notte.

4.   Preriscalda il forno a 180 ° C. Foderare una teglia con carta da forno.

5.   Tagliare l'impasto in 12 fette uguali e disporle sulla teglia, a circa 1 cm di distanza. Premere delicatamente su ciascuna fetta per appiattirle leggermente. Infornare per 8-10 minuti sulla griglia centrale, finché i bordi non saranno dorati e il biscotto si è leggermente diffuso.

6.   Mettere da parte a raffreddare sulla teglia per almeno 15 minuti o finché non si raffredda completamente al tatto. Man mano che i biscotti si raffreddano, diventeranno sodi e pronti per essere gustati!

Suggerimenti

Quando si utilizza il cremor tartaro, la reazione chimica con il bicarbonato di sodio crea un biscotto più soffice. Se ometti, i biscotti saranno un po' più sottili, ma comunque gustosi.

Puoi anche aggiungere noci tritate come noci pecan, nocciole, macadamia o mandorle all'impasto per una croccantezza extra!

Torta al cioccolato senza cottura Keto

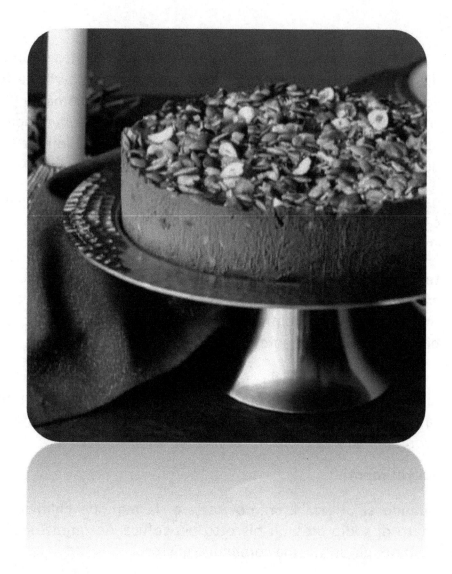

Questa torta al cioccolato lussuosa e cremosa è quasi troppo facile da preparare ma ha un aspetto e un sapore sorprendenti: un gusto ricco di cioccolato morbido con un pizzico di sale mescolato con noci e semi. E abbiamo detto che è anche cheto? Bene, cosa stai aspettando? Questa è la torta perfetta per qualsiasi celebrazione a basso contenuto di carboidrati.

5 minuti di preparazione

15 minuti per cucinare

Ingredienti

- 200 grammi di panna da montare pesante o crema di cocco

- 3 cucchiai di eritritolo

- 200 grammi cioccolato fondente senza zucchero, stevia zuccherata

- 100 grammi. burro

- 1 pizzico di sale marino

- 200 grammi Nocciole

- 100 grammi. semi di zucca

Istruzioni

1. In una casseruola, portare a ebollizione la panna e il dolcificante. Lasciate cuocere a fuoco lento per un paio di minuti fino a ottenere una crema. Spegni il fuoco.

2. Tagliate a pezzetti il cioccolato e il burro e aggiungeteli alla panna calda insieme al sale. Mescolare fino a quando il cioccolato e il burro sono completamente sciolti e combinati.

3. In una padella larga, arrostire le nocciole e i semi di zucca fino a quando saranno dorati e fragranti. Tritarli grossolanamente e unirli quasi interamente al cioccolato e mescolare. Risparmia un po' per la guarnizione.

4. Versa il composto di cioccolato in uno stampo a cerniera da 20 cm, preferibilmente ricoperto di carta forno. Premere bene la carta forno per coprire la base della teglia. Cospargere la torta con le noci e i semi rimanenti e un pizzico di sale marino.

5. Coprite con pellicola e mettete in frigo per circa un'ora o finché il cioccolato non si sarà indurito.

Pasticcio di cioccolato a basso contenuto di carboidrati con frutti di bosco e panna

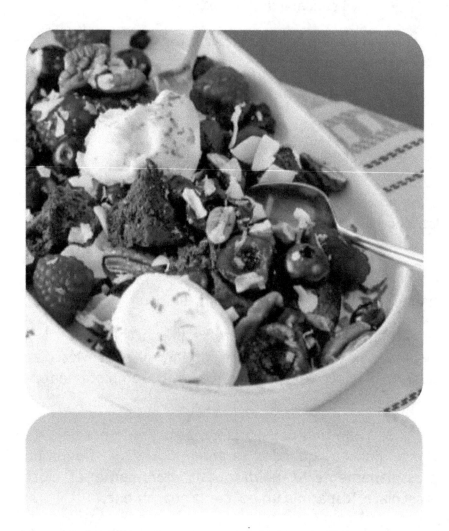

Una torta al cioccolato a basso contenuto di carboidrati fantasia, panna montata, noci e frutti di bosco. Un dolce come questo è un vero successo in ogni occasione di festa.

15 minuti di preparazione

20 minuti per cucinare

Ingredienti

Torta al cioccolato fondente

- 255 grammi cioccolato fondente con un minimo del 70% di cacao

- 140 grammi burro

- 5 uova

- 1 pizzico di sale

- 1 cucchiaino di estratto di vaniglia

Per servire

- 230 grammi lamponi freschi o mirtilli freschi

- 1 cucchiaino di estratto di vaniglia

- 6 cucchiai di succo di lime

- 110 grammi noci pecan, tritate

- 50 grammi scaglie di cocco tostate non zuccherate

- 300 grammi di panna da montare pesante o crème fraîche

Istruzioni

Torta al cioccolato fondente

1. Preriscalda il forno a 320 ° C (160 ° C). Usa una forma a molla, di massimo 9 cm (20-22 cm) di diametro. Ungete la forma con un po' di burro o olio di cocco e fissate sul fondo un pezzo di carta forno.

2. Rompere il cioccolato a pezzi e tagliare a dadini il burro. Fondere insieme a bagnomaria o al microonde. Fai

attenzione, il cioccolato può bruciare, quindi mescola spesso. Lasciate raffreddare un po' una volta sciolto.

3.   Separare le uova e mettere i tuorli e gli albumi in ciotole separate. Aggiungere il sale agli albumi e frullare fino a formare punte dure. Mettere da parte.

4.   Aggiungere la vaniglia ai tuorli e frullare fino a che liscio.

5.   Versare il cioccolato fuso e il burro nei tuorli e mescolare bene. Incorporate gli albumi. Continua a piegare fino a quando non vedi più strisce bianche dagli albumi, ma non di più. Versare la pastella nella forma e cuocere per 15-20 minuti. Sonda con un coltello per vedere quando è pronto. Dovrebbe essere umido, ma non che cola.

Per servire

1.   Mescolare i frutti di bosco, il succo di lime e la vaniglia in una piccola ciotola. Lascia riposare per qualche minuto.

2.   Versare la panna in una ciotola capiente e montarla fino a formare picchi morbidi.

3.   Dividi la torta al cioccolato fondente in bocconcini con le dita. Distribuire nei piatti da portata.

4.   Aggiungere le bacche e cospargere di fiocchi di cocco e noci.

5.   Servire immediatamente con una generosa quantità di panna montata o crème fraiche.

Mousse croccante ai frutti di bosco

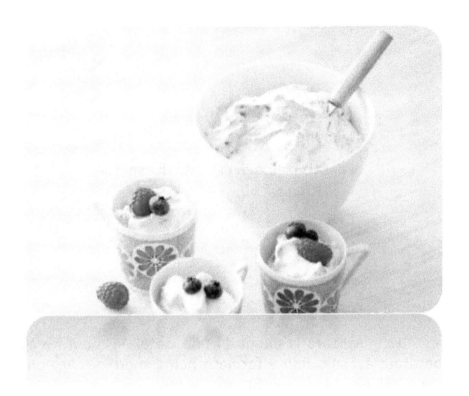

Prepara una straordinaria bontà con questa mousse cremosa e creativa. È cheto e così semplice da fare in modo che qualsiasi cuoco possa metterlo insieme nel pomeriggio e stupire tutti dopo cena. Con i frutti di bosco nel mix, più lo scricchiolio delle noci pecan e un tocco di scorza di limone, tutti quelli riuniti al tuo tavolo apprezzeranno il piacere festivo!

5 minuti di preparazione

10 minuti per cucinare

Ingredienti

- 300 grammi di panna da montare pesante

- 85 grammi lamponi freschi o fragole fresche o mirtilli freschi

- 50 grammi noci pecan tritate

- ½ limone, la scorza
- ¼ di cucchiaino di estratto di vaniglia

Istruzioni

1.   Versare la panna in una ciotola e montare con uno sbattitore a mano fino a formare punte morbide. Aggiungere la scorza di limone e la vaniglia verso la fine.

2.   Aggiungere le bacche e le noci alla panna montata e mescolare accuratamente.

3.   Coprite con la pellicola e lasciate riposare in frigorifero per 3 o più ore per una mousse compatta. Puoi anche goderti il dolce subito se non ti dispiace una consistenza meno soda.

Cheesecake al burro di keto e noci pecan

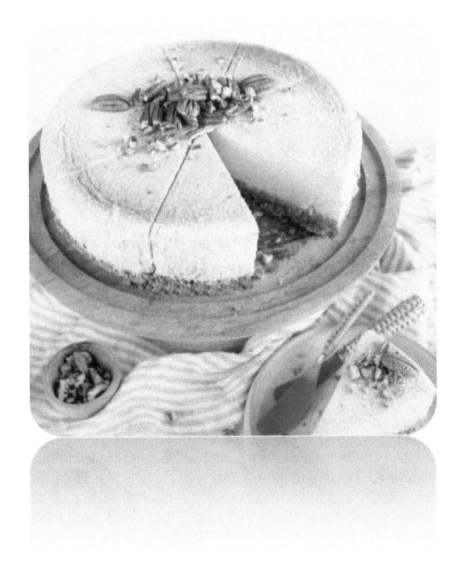

Questa cheesecake al keto pecan ricca di burro è un attraente piacere per la folla. Gustosa crosta di noci pecan con uno strato di cheesecake cremoso e liscio, perfetta per le occasioni festive o ogni volta che hai bisogno di un nuovo dessert preferito!

35 minuti di preparazione

140 minuti per cucinare

Ingredienti

Crosta di noci pecan

- 3 cucchiai di burro salato, sciolto
- 170 grammi di noci pecan, pezzi
- 2 cucchiai di eritritolo in polvere
- burro salato, per ungere

Riempimento

- 12 cucchiai di burro
- 350 grammi crema di formaggio, temperatura ambiente
- 150 grammi di eritritolo in polvere
- 70 grammi di latte di mandorle non zuccherato o panna montata pesante
- 4 uova, camera temperatura, picchiati
- 4 cucchiaini di estratto di vaniglia
- noci pecan tritate, per guarnire

Istruzioni

Crosta di noci pecan

1. Preriscalda il forno a 162 ° C. Ungere una teglia a cerniera da 23 cm con il burro.

2. Usando un robot da cucina, frulla le noci pecan fino a quando non sono macinate finemente. Aggiungere le noci pecan macinate, il burro fuso e l'eritritolo in polvere in una piccola ciotola e mescolare con una forchetta fino a quando non sono ben combinati. Usa le dita per premere il composto sul fondo della teglia a cerniera, formando una crosta uniforme.

3. Mettere sulla griglia centrale e cuocere per circa 10 minuti. A cottura ultimata mettere da parte a raffreddare e mantenere il forno acceso alla stessa temperatura.

Riempimento

1.   Metti il burro in una piccola casseruola a fuoco medio-alto. Mescola finché il burro non si è schiumato e compaiono macchie marroni (ma non nere!). Togliete dal fuoco e lasciate raffreddare un po'. Questo burro marrone crea un sapore simile al caramello alla cheesecake.

2.   Utilizzando uno sbattitore elettrico, sbattere lentamente la crema di formaggio con l'accessorio paletta, fino a quando non raggiunge una consistenza liscia. Quindi, aggiungi l'eritritolo in polvere, il latte di mandorle o la panna e la vaniglia, raschiando i lati secondo necessità.

3.   Mescolare le uova sbattute, quindi aggiungere lentamente il burro rosolato, mescolando fino a quando non sono ben amalgamati.

Preparare una teglia per la cottura

1.   Avvolgere due volte la teglia a cerniera con un foglio di alluminio, coprendo completamente la base ei lati. Posizionare la teglia a cerniera in una grande teglia, quindi versare il ripieno sulla crosta.

Prepara un bagnomaria e inforna

1.   Posizionare la teglia sulla griglia centrale. Con attenzione, versa abbastanza acqua bollita nella teglia, circondando i lati della teglia a cerniera di un paio di cm, o circa a metà. Cuocere per circa 1 ora e 10 minuti, o fino a quando la parte centrale non si muove e la parte esterna è pronta.

2.   Rimuovere la cheesecake dalla teglia e posizionarla su una griglia. Dopo circa 10 minuti, fai scorrere una spatola sottile tra il bordo della teglia e la cheesecake, per staccare la cheesecake dalla teglia. Continua a raffreddare per circa 1 ora o

finché non raggiunge la temperatura ambiente. Coprite la torta con della pellicola trasparente e mettetela in frigorifero per tutta la notte, o per un minimo di 4 ore.

3. Per servire, togliete la cheesecake dal frigorifero, guarnite con le noci pecan tritate e lasciate riposare per circa un'ora. Puoi affettare la torta non appena esce dal frigo, oppure puoi aspettare fino al momento di servire.

4. Per fette pulite: immergere un coltello affilato a bordo piatto in acqua calda. Asciugare leggermente il coltello, affettare, pulire il coltello e quindi ripetere il processo fino al termine.

Suggerimenti

Questa è una ricetta migliorata, che sostituisce l'originale.

Facoltativo: se sei preoccupato che la cheesecake diventi troppo marrone, aggiungi una tenda di carta stagnola intorno alla parte superiore della padella, per aiutare con una doratura uniforme.

La consistenza è più soda e la torta è più saporita, più a lungo si raffredda! Per risultati ottimali, raffreddare per 24-48 ore.

Conservare la cheesecake

Conservare in un contenitore ermetico per un massimo di 5 giorni.

Crema al burro Keto

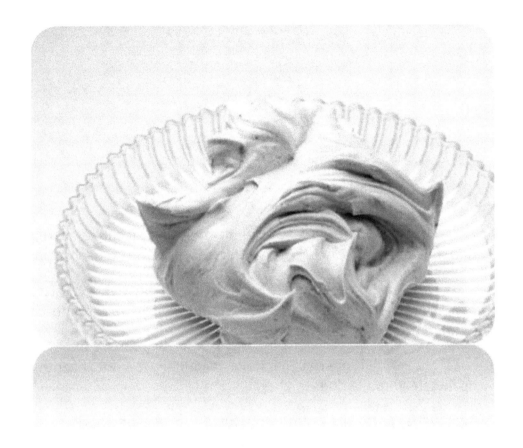

Puro amore alla vaniglia. Incredibile sapore di crema al burro. Favolosa cremosità.

5 minuti di preparazione

10 minuti per cucinare

Ingredienti

- 230 grammi burro non salato, a temperatura ambiente, diviso

- 2 cucchiaini di estratto di vaniglia

- 1 ½ cucchiaino di cannella in polvere

- 1 cucchiaino di eritritolo (facoltativo)

Istruzioni

1.   Fate rosolare 1/4 del burro in una piccola casseruola fino a quando non diventa di colore ambrato, ma senza bruciarlo.

2.   Versare il burro rosolato in un becher e sbattere il resto del burro un po'alla volta con uno sbattitore a mano fino a quando non diventa soffice.

3.   Aggiungere la cannella, la vaniglia e il dolcificante opzionale verso la fine.

Aggiungi sapore alla crema con tutto ciò che desideri: cacao in polvere, cardamomo, caffè macinato, scorza di arancia o lime. O anche frutta fresca come lamponi o mirtilli.

Cheesecake al keto con mirtilli

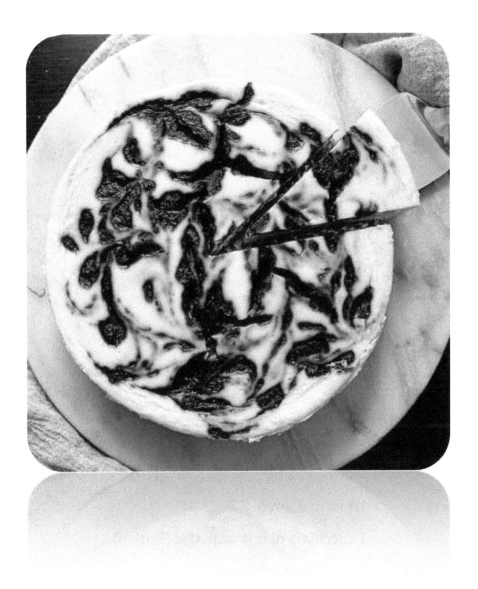

Preparare una perfetta cheesecake al keto è più facile di quanto pensi. Questo è sia senza zucchero che senza glutine, ma ha ancora il sapore di un sogno. Cremosità ricca e confortante, condita con succosi mirtilli freschi. Il paradiso è davvero un posto sulla terra!

10 minuti di preparazione

80 minuti per cucinare

Ingredienti

Crosta

- 200 grammi di farina di mandorle
- 50 grammi burro
- 2 cucchiai di eritritolo
- ½ cucchiaino di estratto di vaniglia

Riempimento

- 500 grammi crema di formaggio
- 70 grammi di panna da montare pesante o crème fraîche
- 2 uova
- 1 tuorlo d'uovo
- 1 cucchiaio di eritritolo (facoltativo)
- 1 cucchiaino di limoni, scorza
- ½ cucchiaino di estratto di vaniglia 50
- grammi mirtilli freschi (facoltativo)

Istruzioni

1.   Preriscalda il forno a 175 ° C. Imburrare uno springform da 22 cm e rivestire la base con carta da forno.

2.   Sciogliere il burro per la crosta e riscaldare fino a ottenere un profumo di nocciola. Questo darà alla crosta un delizioso sapore di caramello.

3.   Togliere dal fuoco e aggiungere la farina di mandorle, il dolcificante e la vaniglia. Unire in una pasta e premere sulla base della teglia a cerniera. Infornare per 8 minuti, fino a quando la crosta diventa leggermente dorata. Mettere da parte e lasciar raffreddare mentre si prepara il ripieno.

4.   Mescola la crema di formaggio, la panna, le uova, la scorza di limone, la vaniglia e il dolcificante, se ne usi uno. Combina bene. Versare il composto sulla crosta.

5.   Alza la fiamma a 200 ° C e inforna per 15 minuti.

6.   Abbassa la fiamma a 110 ° C e inforna per altri 45-60 minuti.

7.   Spegnete il fuoco e lasciate raffreddare in forno. Toglietela quando si sarà raffreddata completamente e mettetela in frigo a riposare per una notte. Servire con mirtilli freschi.

Pancakes francesi Keto

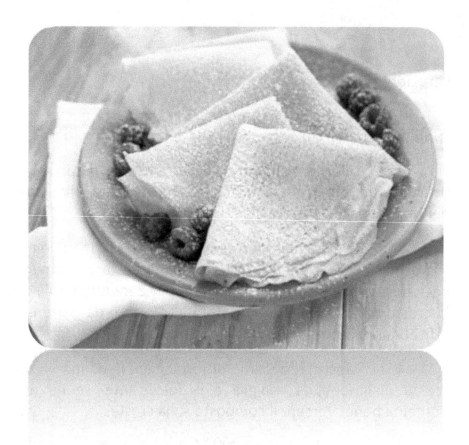

Queste frittelle francesi leggere come una piuma, note anche come crêpes, sono perfette per colazione, brunch o dessert. Completa con bacche e panna leggermente montata per un gratificante trattamento keto che tutta la famiglia può godere.

5 minuti di preparazione

10 minuti per cucinare

Ingredienti

- 8 uova

- 300 grammi di panna da montare pesante

- 70 grammi d'acqua

- ¼ di cucchiaino di sale

- 2 cucchiai di buccia di psillio in polvere

- 85 grammi burro

Istruzioni

1. In una ciotola mescolate insieme le uova, la panna, l'acqua e il sale con uno sbattitore a mano.

2. Incorporare gradualmente la buccia di psillio mentre si continua a mescolare fino a ottenere una pastella liscia. Lasciar riposare per almeno 10 minuti.

3. Friggere nel burro proprio come i normali pancake. Dovresti contare con 70 grammi (1 dl) di pastella per pancake. Assicurati che la padella non sia né troppo grande né troppo calda, tienila a fuoco medio-alto. Non essere impaziente, aspetta che la parte superiore sia quasi asciutta prima di girarla.

Inizia friggendo una piccola frittella per determinare se la pastella tiene insieme correttamente. C'è una differenza tra le diverse marche di buccia di psillio e anche la dimensione delle uova può influenzare il risultato finale. Diluire la pastella con un po' di panna, latte o acqua se diventa troppo densa. Aggiungi più buccia di psillio se è troppo sottile.

Puoi servire le frittelle con panna montata e / o frutti di bosco a tua scelta.

Cioccolata calda Keto

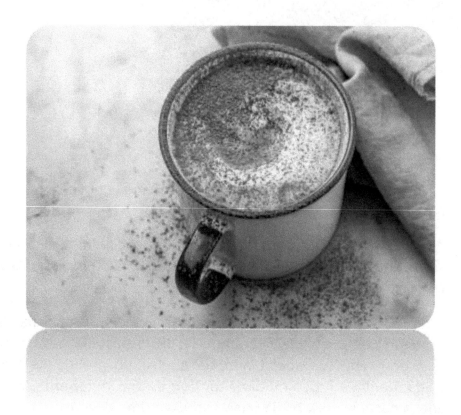

La cremosità folle del cioccolato in una tazza è ciò che offriamo. Pensa al burro. Pensa al cioccolato. Pensa a sentori di vaniglia. Pensa al puro amore keto.

5 minuti di preparazione

Ingredienti

- 30 grammi burro non salato

- 1 cucchiaio di cacao in polvere

- 2½ cucchiaini di eritritolo in polvere

- ¼ di cucchiaino di estratto di vaniglia

- 150 grammi di acqua bollente

Istruzioni

1.   Mettere gli ingredienti in un becher alto da utilizzare con un frullatore ad immersione.

2.   Mescolare per 15-20 secondi o fino a quando non c'è una sottile schiuma in cima.

3.   Versare accuratamente la cioccolata calda nelle tazze e gustare.

Suggerimenti per servire

Se vuoi rendere la tua cioccolata calda ancora più ricca, aggiungi una cucchiaiata di panna montata al cocco prima di servire. O panna montata se tolleri i latticini.

Sostituisci l'acqua con latte intero per un gusto più ricco. Ma tieni presente che il numero di carboidrati aumenterà di circa 11 grammi per tazza.

Se vuoi qualcosa in più, aggiungi qualche scaglia di cioccolato o una spolverata di cannella in cima!

Sostituzione degli ingredienti

Usa ghee (burro chiarificato) o olio di cocco per un'opzione senza latticini.

Panna cotta allo Zafferano

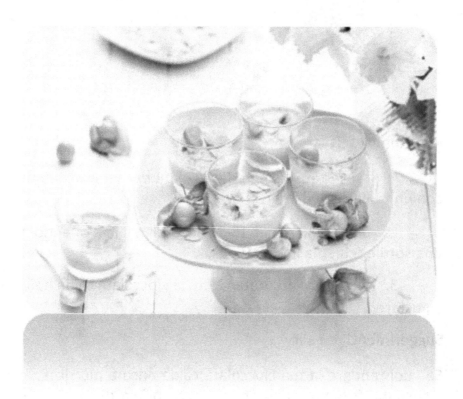

Semplice. Bellissima. Cremosa. Immaginate, se volete, una luminosa pannacotta carica di zafferano che stupirà i vostri amici e la vostra famiglia. Non cercare oltre, ecco il dessert keto allo zafferano dei tuoi sogni!

10 minuti di preparazione

120 minuti per cucinare

Ingredienti

- ½ cucchiaio di gelatina in polvere non
- aromatizzata acqua
- 300 grammi di panna da montare pesante
- ¼ di cucchiaino di estratto di vaniglia
- 1 pizzico di zafferano

- 1 cucchiaio di miele (facoltativo)

- 1 cucchiaio di mandorle tritate (facoltativo)

- 12 Physalis o lamponi freschi (facoltativo)

Istruzioni

1. Mescolare la gelatina con una piccola quantità di acqua (seguire le istruzioni per la marca prescelta, di solito 1 cucchiaio di acqua per ogni 1 cucchiaino di gelatina) e mettere da parte a fiorire.

2. Portare la panna, la vaniglia, lo zafferano e il miele opzionale a ebollizione leggera in una casseruola. Abbassate la fiamma e lasciate cuocere a fuoco lento per qualche minuto.

3. Togliete la padella dal fuoco e aggiungete la gelatina. Mescola fino a completa dissoluzione.

4. Versare il composto in 6 bicchieri o stampini. Coprite con pellicola trasparente e mettete in frigorifero per almeno 2 ore. Tostare le mandorle in una padella asciutta e calda per qualche minuto e aggiungervi sopra la pannacotta con physalis o altri frutti di bosco e servire.

Puoi variare l'aroma di questa pannacotta in diversi modi. Prova ad aggiungere più vaniglia per un sapore di vaniglia semplice ma intenso. Puoi anche usare liquirizia in polvere, scorza di limone o arancia, cacao in polvere o granuli di caffè sciolti in poche gocce di acqua calda. Aggiungere sempre un pizzico di vaniglia quando si sperimentano altri gusti, esalta la naturale dolcezza della crema. Inoltre, un tocco di sale marino sarebbe fantastico con questo dessert!

Mangiare keto fuori casa

Mangiare fuori quando si segue una dieta rigorosa può essere scoraggiante. Ma non deve essere così. Finché vai al ristorante con un programma, cenare fuori può ancora essere un'opzione mentre sei a dieta.

Pianificare in anticipo

Per avere successo nella dieta e nel mangiare fuori, devi prendere l'abitudine di pianificare in anticipo. Se sai che cenerai fuori, puoi controllare il sito web del ristorante per vedere se hanno il menu disponibile online. Una volta che sei in grado di esaminare le offerte, puoi determinare la tua linea di condotta quando arrivi al ristorante.

Se hai difficoltà a trovare il menu online, puoi chiamare il ristorante e chiedere se possono adattarsi alla tua dieta. La maggior parte dei ristoranti non avrà problemi a cambiare menu, ma è sempre bene sapere in anticipo quanto sono disposti a essere accomodanti.

Prima colazione

Fare colazione fuori mentre segui una dieta cheto è un gioco da ragazzi se segui un piano. Gran parte della tradizionale colazione, pranzo o cena dipende da cibi che rispettano i grassi come uova e carne. Ovviamente, se stai cercando di entrare in chetosi, dovrai eliminare le patate e il pane.

Chiedi al tuo cameriere di sostituire questi cibi ricchi di carboidrati con verdure saltate o avocado.

Pranzo

Le migliori opzioni per il pranzo per chi è a dieta cheto si concentrano su proteine e grassi. Scegli un'insalata con una porzione di carne. Ricorda però di tenere i crostini e i condimenti per insalata carichi di zucchero. Invece, chiedi un'insalata piena di spinaci, lattuga, avocado, peperoni, sedano, cavolo, carne a tua scelta e formaggio intero.

Se hai voglia di un hamburger per pranzo, chiedi che venga servito avvolto nella lattuga invece che in un panino. Fai scorta delle tipiche verdure per hamburger come sottaceti, lattuga e pomodori e sostituisci il ketchup zuccherino con la senape.

Cena

Se segui la dieta cheto da un po' di tempo, sai già che la maggior parte dei cibi amidacei per la cena sono fuori dall'equazione. Questo include contorni popolari come riso, patatine fritte, noodles e ortaggi a radice. Invece di patatine fritte o purè di patate per il tuo lato, richiedi una doppia porzione di verdure o un'insalata.

Hai molte opzioni quando si tratta di scegliere la carne migliore da abbinare al tuo pasto. Non devi restare con semplici petti di pollo, come tante altre diete consigliate. Chi è a dieta cheto può gustare carni grasse come le bistecche di New York, i ribes, la pancetta di maiale, le costolette o le bistecche con l'osso.

Non è una cattiva idea chiedere al tuo cameriere quale olio usa la cucina per preparare i loro cibi. Se possibile, è meglio cercare oli più sani come avocado, oliva o cocco. Cerca di allontanarti dall'olio di canola, soia o mais, se possibile.

Aperitivo

Solo perché sei a dieta non significa che non puoi goderti una bevanda alcolica occasionalmente. La chiave è scegliere opzioni a basso contenuto di carboidrati.

Si consiglia di evitare bevande miste e acqua tonica poiché sono piene di zucchero. La birra può causare infiammazioni e contiene anche glutine, quindi tende ad essere più ricca di carboidrati.

Se stai cercando una bevanda con cui rilassarti dopo una giornata stressante, opta per scelte come vino o superalcolici. Prova opzioni di vino rosso secco, come merlot o pinot nero, o vini bianchi secchi, come champagne o sauvignon blanc. Se sei più un tipo da liquore, prova opzioni chiare come gin o vodka poiché sono keto-friendly.

Fast food

Potresti essere sorpreso di scoprire che esiste il keto fast food. In alcuni casi dovrai essere un po' creativo, ma la maggior parte delle volte non avrai problemi a trovare scelte di fast food a basso contenuto di carboidrati adatte al tuo stile di vita.

Ristoranti famosi come Subway, Popeyes, Taco Bell e Wendy's hanno tutti opzioni per la dieta cheto.

A Subway, scegli di avere il tuo sub come insalata invece che come panino. Stai lontano da salse e condimenti zuccherini poiché aggiungono carboidrati non necessari al tuo pasto.

Gli amanti di Popeyes apprezzeranno il fatto che le loro offerte di pollo annerite senza pastella hanno solo due carboidrati netti senza sacrificare alcun sapore. Usa la loro deliziosa salsa piccante per qualsiasi pietanza. Se questo non ti riempie, aggiungi un lato dei fagiolini. Sono a basso contenuto di carboidrati e vengono persino cosparsi di pezzetti di pancetta per una dose di proteine e grassi.

Il menu di Taco Bell è noto per essere molto personalizzabile. Prendi le loro ciotole energetiche, per esempio. Sostituisci i fagioli o il riso con lattuga o guacamole per un pasto ricco di proteine e grassi.

Wendy's è un ottimo posto da visitare poiché hanno già gustose opzioni di insalata a basso contenuto di carboidrati nel loro menu. Aggiungi un bacon (tieni il panino, ovviamente) alla tua insalata e avrai un pasto carnoso e ricco di proteine che ti terrà fermo fino al momento di mangiare di nuovo.

No Carb Foods

Quasi tutti gli alimenti naturali disponibili contengono piccole tracce di carboidrati. Gli unici alimenti che possono giustamente affermare di non essere carboidrati sono gli oli. Anche se il concetto di "cibi senza carboidrati" potrebbe non essere del tutto accurato, ci sono opzioni là fuori che sono così a basso contenuto di carboidrati che sono praticamente prive di carboidrati.

Diamo un'occhiata ad alcune opzioni di cibo a zero carboidrati che puoi ordinare.

Carne e frutti di mare

- Manzo
- Salmone
- Pesce gatto
- Maiale

Spuntini

- Cotiche
- Pesce affumicato
- Alga marina
- Carne essiccata (controlla le etichette)
- Uova sode
- Caffè Keto
- guacamole
- Sottaceti

Verdure

- Crescione

- Sedano

- Spinaci

- Broccoli

- Prezzemolo

- Avocado

È possibile mangiare fuori con una dieta cheto

Solo perché stai vivendo uno stile di vita cheto non significa che devi rassegnarti a noiosi pasti cucinati in casa ogni giorno. Ora che sai quanto può essere facile mangiare fuori mentre sei a dieta, puoi andare al tuo ristorante preferito senza preoccupazioni. Potresti essere sorpreso di quanto possa essere accomodante la maggior parte dei ristoranti con le tue restrizioni dietetiche.

I Macronutrienti

I tre principali macronutrienti legati a una dieta cheto sono grassi, proteine e carboidrati. Tutti e tre questi nutrienti hanno effetti diversi sulla chetosi a causa di come il nostro corpo li digerisce e li metabolizza.

- **I grassi** sono al 90% chetogenici e al 10% anti-chetogenici, a causa della piccola quantità di glucosio che viene rilasciata nella conversione dei trigliceridi in energia utilizzabile.

- **Le proteine** sono circa il 46% circa chetogeniche e il 58% anti-chetogeniche poiché i livelli di insulina di solito aumentano in risposta all'assorbimento di amminoacidi specifici. L'insulina riduce indirettamente la produzione di chetoni.

- **I carboidrati** sono, ovviamente, anti-chetogenici al 100%, poiché aumentano sia la glicemia che l'insulina, due fattori chiave che innescano una diminuzione della produzione di chetoni.

A causa della loro attività anti-chetogenica, proteine e carboidrati avranno un impatto sui nostri livelli di chetoni e renderanno più difficile la transizione verso la chetosi.

Tuttavia, la cosa più importante da capire è come questi nutrienti vengono utilizzati per l'energia attraverso i nostri percorsi metabolici.

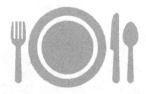

Percorsi metabolici

Allora, cosa intendo esattamente per vie metaboliche? In parole povere, sono i meccanismi attraverso i quali il corpo digerisce e utilizza grassi, proteine e carboidrati a seconda del suo "stato" attuale.

Questi "stati" possono essere suddivisi in tre categorie principali:

- **Fed-** subito dopo un pasto completo.

- **Digiuno** - Quando non mangiamo da 2-8 ore.

- **Affamato** - Quando non mangi da più di 24 ore.

Stato Fed

Nello stato di alimentazione (ovvero, dopo aver mangiato un pasto completo), i macronutrienti che consumiamo vengono scomposti attraverso percorsi metabolici separati:

- I grassi che mangiamo, ad eccezione dei trigliceridi a catena media, entrano nel flusso sanguigno attraverso il sistema linfatico. Una volta entrati nella nostra circolazione, i grassi vengono inviati in tutto il corpo per fornire carburante al nostro cuore e ad altri tessuti, riparare le cellule e produrre diversi prodotti chimici, ormoni e tessuti nel corpo. I grassi in eccesso vengono immagazzinati come trigliceridi nelle cellule adipose di tutto il corpo.

- Le proteine vengono trasformate in amminoacidi attraverso un processo chiamato transaminazione e inviate per creare neurotrasmettitori, enzimi, amminoacidi non essenziali e altri composti a base di proteine. Se abbiamo degli amminoacidi extra, circolano e riparano i tessuti o vengono convertiti in glucosio e immagazzinati come glicogeno (la nostra forma di immagazzinamento del glucosio).

• La maggior parte dei carboidrati che consumiamo vengono scomposti in glucosio che viene utilizzato come fonte di energia immediata. Quando i nostri livelli di glucosio aumentano, il pancreas secerne insulina nel sangue. Questo aiuta a trasportare il glucosio nelle nostre cellule per essere utilizzato come energia o immagazzinato come glicogeno o grasso per un uso futuro.

Lo stato di digiuno avviene quando la nostra glicemia è a un livello borderline, il che significa anche che i nostri livelli d'insulina sono diminuiti. Con questo calo di glucosio nel sangue, l'ormone opposto dell'insulina, il glucagone, verrà secreto, innescando il rilascio del carburante immagazzinato dal glicogeno e dalle cellule adipose.

Stato di digiuno

In uno stato di digiuno, le nostre fonti di energia immagazzinate, come glicogeno, grasso e muscoli, vengono scomposte da processi diversi e metabolizzate nello stesso carburante. Ognuno viene convertito in acetil-CoA, che è una parte importante della creazione di ATP (la nostra molecola di trasporto dell'energia primaria) nel ciclo di Kreb.

Quando viene rilasciato glicogeno epatico, i livelli di glucosio aumentano nel flusso sanguigno. A sua volta, questo glucosio viene utilizzato principalmente dal cervello e dai globuli rossi.

Gli acidi grassi liberi vengono rilasciati dalle cellule adipose sotto forma di trigliceridi. Queste sono la principale fonte di carburante per il fegato e i muscoli mentre dormiamo o facciamo esercizi a bassa intensità come camminare.

Il fegato formerà anche chetoni da questi acidi grassi, che il nostro cervello utilizza per il carburante quando lo zucchero nel sangue non è disponibile in abbondanza (le nostre cellule cerebrali non usano gli acidi grassi per il carburante). Più acidi grassi dal grasso immagazzinato entrano nella circolazione e più chetoni vengono prodotti più a lungo rimaniamo a digiuno.

Stato affamato

Una volta che siamo stati in uno stato di digiuno per più di 24 ore, passiamo a uno stato di fame. Il glicogeno nei nostri muscoli e nel fegato si esaurirà.

Il fegato inizierà a scomporre lattato, amminoacidi (dal muscolo) e glicerolo (dal grasso immagazzinato) per creare più glucosio per soddisfare il fabbisogno di zucchero che i chetoni non possono aiutare.

La produzione e l'utilizzo dei chetoni inizieranno ad aumentare in modo rilevante fino a fornire circa il 50% del fabbisogno energetico basale del corpo e il 70% del fabbisogno energetico del cervello. Ciò aiuterà a prevenire la perdita muscolare in eccesso e a mantenere la funzione cognitiva quando l'apporto calorico è significativamente limitato.

Come si ricollega tutto questo alla dieta cheto? Limitando i carboidrati, stiamo essenzialmente imitando uno stato di fame senza realmente morire di fame. Senza un afflusso regolare di carboidrati dietetici, il corpo dovrà adattarsi diventando una macchina brucia grassi e chetoni.

Tuttavia, poiché la dieta cheto ti consente di consumare molti nutrienti, non dovrai sperimentare la perdita muscolare o diminuzioni malsane del tasso metabolico che si verificano a causa della fame effettiva.

In altre parole, la dieta cheto ci consente di sperimentare i benefici della restrizione dei carboidrati e dei chetoni senza dover morire di fame.

All'inizio, seguire una dieta cheto può essere un po' complicato. Per entrare nella chetosi, devi mangiare la giusta quantità di carboidrati, grassi e proteine in base alle tue esigenze, ai tuoi livelli di attività e agli obiettivi.

Proteine e dieta chetogenica

Le proteine svolgono un ruolo vitale in ogni dieta, ma possono creare confusione durante la dieta cheto. Se non mangi abbastanza proteine, perderai massa muscolare. Potresti pensare "beh, posso mangiare sempre più carne per mantenere i miei muscoli mentre perdo il grasso". Bene, sarebbe piuttosto delizioso, ma consumare enormi quantità di proteine può anche aumentare i livelli d'insulina al punto da farti uscire dalla chetosi.

Come abbiamo appreso in precedenza, le proteine sono per il 46% chetogeniche e per il 54% anti-chetogeniche, il che significa che troppe sostanze possono ridurre la produzione di chetoni. Dobbiamo rientrare in intervalli ristretti nella nostra assunzione di proteine: sufficienti per mantenere o aumentare la massa muscolare senza compromettere la produzione di chetoni.

Questo intervallo ristretto è abbastanza difficile da determinare, poiché varia da persona a persona in base ai loro obiettivi di composizione corporea, livelli di attività, composizione corporea attuale e peso corporeo. Alcuni hanno segnalato problemi a mantenere la chetosi se mangiano proteine in eccesso in un solo giorno o se mangiano troppe proteine in una sola seduta. Altri possono avere più di 1,2 g di proteine per chilo di peso corporeo e non hanno problemi con la transizione e la permanenza in chetosi.

Dopo aver esaminato la ricerca sull'assunzione di proteine, abbiamo scoperto che questi intervalli funzionano meglio per la maggior parte delle persone:

• Sedentario: 0,8 g di proteine per chilo di massa corporea magra.

• Leggermente attivo: 0,8 - 1,0 g di proteine per 500 grammi di massa corporea magra.

• Altamente attivo: 1,0 - 1,2 g di proteine per chilo di massa corporea magra.

In generale, ti consiglio di provare a farla franca mangiando quante più proteine possibile (cioè, rimani nella fascia più alta del tuo intervallo di assunzione di proteine). Questo può essere un suggerimento sorprendente dopo aver appreso che le proteine hanno proprietà anti-chetogeniche, ma non dobbiamo dimenticare gli altri benefici che le proteine possono avere per noi.

L'importanza delle proteine per la salute e il successo della dieta

Ottenere la giusta quantità di proteine ogni giorno gioca un ruolo cruciale nei risultati che si ottengono. Ecco un elenco dei principali benefici che un adeguato apporto proteico può avere per te:

• **Mantieni (o guadagna, se fai allenamento di resistenza) massa muscolare.** Vuoi perdere grasso senza bruciare i muscoli insieme ad esso? Mangia molte proteine e assicurati di fare esercizio per tutta la settimana. Entrambi svolgono un ruolo essenziale nello scalpellare il tuo corpo in forma.

• **Diminuisci le voglie e aumenta i tuoi sentimenti di pienezza.** Alcune ricerche suggeriscono che la proteina è il macronutriente più saziante, il che significa che può aiutarti a mangiare meno calorie e perdere peso senza dover combattere la fame e le voglie. In altre parole, aumentando l'assunzione di proteine, puoi rendere la tua dieta molto più facile da sostenere e i tuoi risultati molto più facili da raggiungere.

• **Brucia più calorie di quanto faresti mangiando una quantità uguale di grassi o carboidrati.** Il metabolismo delle proteine richiede molta più energia del metabolismo dei grassi o dei carboidrati. Ciò significa che il tuo corpo deve bruciare più calorie per poter utilizzare le proteine che consumi, rendendolo meno ingrassante rispetto agli altri macronutrienti.

• **Aumenta i livelli di energia.** Nonostante il fatto che brucerai chetoni per il carburante, il tuo corpo avrà ancora bisogno di zucchero per energizzare alcune cellule e processi metabolici. Fortunatamente, puoi fornire al tuo corpo lo zucchero senza mangiarlo. Com'è possibile? Tramite un processo chiamato gluconeogenesi. Durante questo processo metabolico, il tuo fegato aiuta a trasformare specifici amminoacidi da proteine in zucchero. Se mangi abbastanza proteine, saranno trasformate in zucchero e immagazzinate come glicogeno che può aiutare ad aumentare i tuoi livelli di energia.

Complessivamente, questi benefici aiuteranno a migliorare i risultati della tua perdita di peso, rendendo molto più facile per te attenersi alla dieta cheto a lungo termine. Non appena capisci come raccogliere questi benefici (utilizzando il nostro calcolatore di cheto e / o sperimentando diversi livelli di assunzione di proteine), sarai pronto per il passaggio successivo: soddisfare il tuo fabbisogno proteico giornaliero.

Come assumere abbastanza proteine durante la dieta cheto

Hai bisogno di aiuto per soddisfare il tuo fabbisogno proteico mantenendo bassi i carboidrati? Aggiungi una o più di queste fonti proteiche approvate dal cheto ai tuoi pasti:

• **Pesce.** Preferibilmente mangiare tutto ciò che viene catturato in natura come pesce gatto, merluzzo, passera di mare, halibut, sgombro, salmone, dentice, trota e tonno. Il pesce più grasso è migliore.

- **Crostacei.** Vongole, ostriche, aragoste, granchi, capesante, cozze e calamari.

- **Uova intere.** Cerca di farli allevare al pascolo dal mercato locale, se possibile. Puoi prepararli come preferisci.

- **Carne di maiale.** Maiale macinato, lonza di maiale, costolette di maiale, filetto e prosciutto. Fai attenzione agli zuccheri aggiunti e cerca di attaccare con tagli più grassi.

- **Pollame.** Pollo, anatra, quaglia, tacchino, fagiano e altri volatili selvatici.

- **Carne d'organo.** Cuore, fegato, reni e lingua. Le frattaglie sono una delle migliori fonti di vitamine, antiossidanti e minerali.

- **Carne non convenzionale** Vitello, capra, agnello e altra selvaggina. Attenersi a tagli più grassi quando possibile.

- **Pancetta e Salsiccia.** Controlla le etichette per qualsiasi cosa indurita con zucchero o se contiene riempitivi extra. Non preoccuparti eccessivamente dei nitrati.

- **Formaggio.** Cheddar, mozzarella, parmigiano e altri formaggi a pasta dura. Acquista sempre formaggi interi.

- **Proteine cheto-amichevoli.** Proteine del siero di latte al 100% nutrite con erba, proteine del collagene, proteine della caseina, proteine isolate dei piselli e qualsiasi altra polvere proteica a bassissimo contenuto di carboidrati.

Tuttavia, mentre sgranocchi queste deliziose fonti proteiche cheto-amichevoli, non dimenticare i tuoi livelli di chetoni. Come abbiamo appreso in precedenza, le proteine hanno proprietà anti-chetogeniche.

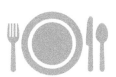

Grassi e dieta chetogenica

I grassi sono al 90% chetogenici e solo al 10% anti-chetogenici, quindi possiamo farla franca con quantità significative di assunzione di grassi senza che abbia alcun impatto sui nostri livelli di chetoni.

Sì, il glicerolo dei trigliceridi può essere convertito in glucosio, ma questo avrà al massimo un effetto trascurabile sulla chetosi. Poiché i grassi vengono consumati principalmente durante l'intera giornata e non solo in 1 seduta, il tuo corpo utilizzerà il glucosio che può essere prodotto dal glicerolo senza che tu neppure te ne accorga.

L'unico momento della giornata in cui potresti dover deviare da un'assunzione costante di grassi è dopo un allenamento. I grassi rallentano il processo di digestione e rallentano l'assorbimento delle proteine che assumi dopo l'allenamento, quindi non sono raccomandati.

Detto questo, puoi farla franca con il consumo di grassi dopo (o prima o durante) i tuoi allenamenti purché quel grasso provenga dai trigliceridi a catena media (MCT). Gli MCT vengono digeriti così rapidamente da non rallentare l'assorbimento delle proteine.

Come capire i tuoi bisogni di grasso e soddisfarli

Poiché il grasso sarà la tua principale fonte di calorie nella dieta cheto, dovrai aumentare o diminuire l'assunzione di grassi per manipolare la velocità con cui guadagni o perdi peso.

Sebbene tu possa indovinare quanto grasso devi mangiare in base ai risultati che ottieni, ti consiglio di utilizzare un calcolatore di cheto come punto di partenza. Ti darà un obiettivo di assunzione di grassi stimato in base alla tua altezza, peso, sesso, livelli di attività e obiettivi.

Rimanendo relativamente vicino a ciò che suggerisce il calcolatore, dovresti essere in grado di ottenere i risultati che stai cercando.

Carboidrati su Keto

I carboidrati hanno l'effetto più profondo sulla chetosi di ogni macronutriente. Quando ingeriamo carboidrati, il nostro corpo lo metabolizzerà per primo indipendentemente dalla quantità di grasso o chetoni che stiamo bruciando in quel momento. In effetti, la quantità di grassi e chetoni bruciati diminuirà con l'aumentare del consumo di carboidrati.

Ciò accade perché i carboidrati sono suddivisi in glucosio, che può essere utilizzato da quasi ogni cellula del corpo, non appena il suo bisogno. Quando è disponibile una quantità sufficiente di glucosio, il fegato smetterà di produrre chetoni e si concentrerà sull'elaborazione degli zuccheri come un modo per prevenire un accumulo di troppi substrati energetici.

Per garantire che l'assunzione giornaliera di cibo non ostacoli la produzione di chetoni, la regola generale è di consumare non più di 30 g di carboidrati al giorno. Sebbene tu possa mangiare un po'più di carboidrati e rimanere in chetosi, 30 grammi sono generalmente un buon punto di partenza per la maggior parte delle persone.

Ma il grasso non ti farà ingrassare?

La complessa questione di ciò che ci fa perdere e ingrassare è stata oggetto di accesi dibattiti per decenni. L'obesità è ancora in aumento in molti paesi occidentalizzati e gli attuali consigli dietetici non sembrano aiutare.

Un lato dello spettro afferma che la colpa è del consumo di grassi. Dopotutto, il grasso è un enorme 9 calorie per grammo, e poiché è già fatto di grasso, può essere facilmente immagazzinato nelle nostre cellule adipose, giusto?

Dall'altra parte c'è l'ipotesi che i carboidrati siano i colpevoli. Più specificamente, quando mangiamo zucchero in eccesso, causiamo un massiccio picco d'insulina che dice alle nostre cellule adipose di immagazzinare il grasso. Poiché i livelli d'insulina rimangono alti (come risultato di una dieta ricca di carboidrati), ci impedisce di bruciare il grasso immagazzinato per il carburante e di perdere peso.

Entrambi i lati dello spettro sembrano essere veri e, in una certa misura, hanno entrambi ragione. Sì, il grasso PU farti ingrassare. Esistono meccanismi biologici che trasformano i componenti del grasso che mangiamo in grasso immagazzinato.

Tuttavia, questo non significa che i carboidrati non possano provocare anche l'accumulo di grasso. In effetti, i carboidrati possono sia provocare l'accumulo di grasso che essere convertiti in grasso.

Quando esaminiamo la questione della perdita di peso e dell'aumento di peso da un'altra angolazione, dozzine di studi di alta qualità dimostrano che sia le diete a basso contenuto di carboidrati che quelle a basso contenuto di grassi possono essere utilizzate per aiutarci a perdere grasso. In effetti, le meta-analisi hanno scoperto che non c'è molta differenza nella perdita di peso tra le due diete dopo un anno. Interessante vero?

L'unica variabile che può aiutarci a mettere insieme i meccanismi biologici ei dati della ricerca è il consumo di calorie. Sebbene non sia una scienza esatta, le calorie che mangiamo e bruciamo giocano il ruolo più significativo nel determinare se guadagniamo o perdiamo peso.

In altre parole, grassi e carboidrati non ti fanno ingrassare, ma possono essere immagazzinati come grassi. Ciò che determina se vengono immagazzinati come grasso è il fabbisogno energetico del tuo corpo nel momento in cui quei macronutrienti vengono consumati.

In generale, quando siamo in eccesso calorico (cioè consumiamo più energia di quanta ne abbia bisogno il nostro corpo per mantenere il suo peso e le sue funzioni metaboliche in un dato momento), tenderemo a immagazzinarle come grasso per un uso successivo. Se i carboidrati o i grassi verranno immagazzinati come grassi dipende dal contenuto della dieta.

Ad esempio, se non dovessi mangiare assolutamente carboidrati, ma consumare così tanto grasso da essere in eccesso calorico, immagazzinerai quel grasso come grasso. Il grasso non ti ha fatto ingrassare, il tuo apporto energetico in eccesso sì.

Lo stesso vale se dovessi mangiare una quantità ridicola di carboidrati e niente grassi. Quei carboidrati alla fine verrebbero immagazzinati come grassi, non perché i carboidrati siano un macronutriente da ingrasso, ma perché essere in eccesso calorico significa letteralmente ingrassare.

Applicazioni pratiche - Come mangiare le macro giuste per ottenere i risultati desiderati con la dieta cheto

La tua opzione più semplice è utilizzare un calcolatore di cheto per fornirti una stima dell'assunzione di macronutrienti raccomandata. Per aiutarti a tenere traccia di quanto stai effettivamente mangiando, ti consigliamo di utilizzare un misuratore di calorie come MyFitnessPal o Cronometer.

Studi Scientifici

In qualità di trendsetter della Silicon Valley, attori famosi e siti di salute online promuovono la dieta a basso contenuto di carboidrati, chetogenica ad alto contenuto di grassi o "cheto", gli scienziati stanno lavorando per studiarla - da come influisce sull'infiammazione nel cervello ai suoi effetti sul peso e la salute del cuore, così come qualsiasi altro potenziale rischio per la salute.

Tra i ricercatori che studiano l'efficacia e la sicurezza della dieta ci sono Ethan Weiss, MD, e Raymond Swanson, MD, due medici-scienziati della UC San Francisco che hanno studiato diversi aspetti della dieta chetogenica.

La dieta chetogenica cerca di ridurre i carboidrati a meno del 5% dell'apporto calorico giornaliero di una persona, il che significa eliminare la maggior parte dei cereali, frutta, verdure amidacee, legumi e dolci. Invece, sostituisce quelle calorie con i grassi. Quel grasso viene trasformato in corpi chetonici, che sono una fonte di energia alternativa: oltre al glucosio derivato dai carboidrati, i chetoni dei grassi sono l'unico carburante che il cervello può utilizzare.

Quello che sappiamo

Swanson, un professore di neurologia che ha studiato gli impatti delle diete chetogeniche sull'infiammazione nel cervello, si è incuriosito dalla dieta chetogenica quando cerca di trattare l'infiammazione che persiste per giorni dopo che una persona ha subito un ictus. Quando ha provato a indurre uno stato chetogenico nei topi con lesioni da ictus, ha detto: "Sono stato sopraffatto dall'effetto". Il blocco del metabolismo del glucosio ha funzionato per sopprimere i geni infiammatori, che a loro volta hanno aiutato la guarigione dell'ictus.

L'effetto antinfiammatorio della chetosi sul recupero dell'ictus è probabilmente lo stesso effetto che aiuta i bambini con determinati tipi di crisi, ha detto Swanson, che è membro dell'UCSF Weill Institute for Neurosciences. Le diete chetogeniche sono state utilizzate come trattamento per alcune forme di epilessia per quasi un secolo.

Weiss, professore associato presso il Cardiovascular Research Institute che studia gli effetti della dieta sul peso e sulla salute del cuore, è stato un consulente per Virta Health Corp., una società che tratta il diabete di tipo 2 controllando i livelli di glucosio nel sangue dei pazienti attraverso una dieta chetogenico.

"È incredibilmente potente", ha detto Weiss della dieta cheto. "Riducendo i carboidrati, ci sono così tanti benefici metabolici. Il corpo elabora i carboidrati rimanenti in modo più efficiente e quindi richiede molta meno insulina ".

Anche Frederick Hecht, MD, direttore della ricerca dell'UCSF Osher Center for Integrative Medicine, sta conducendo più studi rivolti a persone con diabete di tipo 2. Negli studi controllati, uno stato chetogenico ha mostrato risultati promettenti nel migliorare il controllo del glucosio umano e diminuire la necessità di farmaci per il diabete.

Prodotti Proibiti

Atkins 20 ® e Atkins 40 ® sono diete chetogeniche *; basate su un piano nutrizionale ricco di grassi e povero di carboidrati. L'obiettivo finale di una dieta cheto è raggiungere la chetosi nutrizionale, uno stato metabolico in cui il tuo corpo brucia i grassi immagazzinati per il carburante invece di carboidrati e zucchero. Poiché Atkins 20 ® e 40 ® sono diete cheto, siamo qui per aiutarti a raggiungere i tuoi obiettivi con un elenco di alimenti da evitare con cheto:

Cereali

La chiave per una dieta keto di successo è semplice: limita l'assunzione di carboidrati e ottieni la maggior parte delle calorie dai grassi. Il problema con i cereali è che sono pieni di carboidrati, che possono danneggiare il tuo progresso cheto. È meglio evitare del tutto i cereali, se possibile, in particolare questi:

- Fiocchi d'avena
- bianca
- Tortillas di farina e mais
- Grano
- Segale
- Lievito naturale
- Avena

- Mais

- Grano saraceno

- Impacchi di sandwich

- quinoa

- Sorgo

- Orzo

- Riso

Suggerimento: è importante ricordare che anche le croste di pane, pasta, biscotti, cracker o pizza a base di uno qualsiasi di questi tipi di cereali si tradurranno in un alto numero di carboidrati.

Frutta

Anche se può sembrare un po'sorprendente vedere i frutti apparire in un elenco di "cibi da evitare in keto", molti frutti sono ricchi di zuccheri e carboidrati. La soluzione migliore è raggiungere frutti a basso indice glicemico come more, mirtilli, lamponi, fragole e pomodori. Le olive e gli avocado sono anche ottime fonti di grassi sani. È meglio evitare frutti come:

- Mandarini

- Arance

- Ananas

- Banane

- Mele

- Pere

- Uva

- Succhi di frutta

- Manghi

- Nettarine

- Pesche

- Frutta secca come uva passa, datteri e mango essiccato

- Frullati di frutta (il numero di carboidrati varia in base alla frutta utilizzata)

- Tutti i succhi di frutta (esclusi i succhi di limone e lime)

Suggerimento: evita i frutti congelati che potrebbero essere stati addolciti poiché tendono ad avere un conteggio di carboidrati più elevato.

Verdure

Quando si tratta di verdure, la regola pratica del cheto è evitare le verdure che crescono sotto terra. Evita le verdure con un alto contenuto di amido, poiché contengono la maggior parte dei carboidrati. È meglio se miri a consumare circa 12-15 g di carboidrati netti dalle verdure al giorno, ed ecco gli alimenti dietetici cheto da evitare:

- Patate

- Patate dolci

- Patate al forno

- Piselli

- Mais

- Carciofo

- Pastinaca

Suggerimento: fai attenzione alle casseruole e ad altri tipi di cibi preconfezionati che contengono queste verdure, aumentando il numero di carboidrati.

Legumi

Le piante leguminose come fagioli e piselli sono tipicamente ricche di proteine e altri nutrienti vitali. Ma poiché sono ricchi di carboidrati, sono un altro tipo di alimento dietetico chetogenico da evitare:

- Stufato di fagioli
- Ceci
- fagioli di Lima
- Fagioli borlotti
- Fagioli neri
- Lenticchie
- Piselli verdi
- Fagioli rossi
- Fagioli cannellini
- Grandi fagioli del Nord
- fagioli di Lima
- Fagioli della Marina

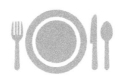

Latticini

I latticini sono in genere un gruppo alimentare a basso contenuto di carboidrati se consumati con moderazione. Tuttavia, è importante ricordare che i latticini contengono carboidrati, quindi cerca di limitare l'assunzione a non più di 3-4 once al giorno. Ecco alcuni latticini da evitare su cheto:

- La maggior parte delle tipologie di latte

- Latte condensato

- Ricotta cremosa

- Yogurt magro

Proteina

Avere un adeguato apporto di proteine con una dieta cheto è fondamentale per mantenere la massa muscolare. Pesce e pollame sono due ottime fonti di proteine a basso contenuto di carboidrati. In genere su una dieta cheto, si desidera optare per tagli di carne più grassi come bistecche, cosce di pollo e pesce grasso come il salmone. La nostra raccomandazione sarebbe quella di evitare o limitare le carni lavorate, in particolare:

- Pancetta con aggiunta di zucchero

- Carni impanate

- Altre carni lavorate che possono contenere carboidrati nascosti

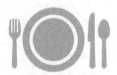

Oli e altri grassi malsani

Consumare una buona quantità di grassi è parte integrante di Atkins e di qualsiasi dieta cheto. Sebbene questi oli possano essere privi di carboidrati, l'assunzione raccomandata di grassi aggiunti è di 2-4 cucchiai al giorno.

Suggerimento: non consentire agli oli di raggiungere temperature eccessivamente elevate durante la cottura e utilizzare solo olio di noci o sesamo per condire verdure cotte o insalata (ma non per cucinare).

Le bevande

Presta molta attenzione a ciò che bevi, poiché le bevande sono spesso una fonte significativa di zuccheri e carboidrati nascosti. La maggior parte del consumo di liquidi dovrebbe provenire dall'acqua, poiché dovresti bere 6-8 bicchieri d'acqua al giorno. Le seguenti bevande dovrebbero essere evitate mentre si segue Atkins keto:

- Cola
- Cioccolata calda
- Ginger Ale
- Bibita gassata al gusto d'uva
- Acqua tonica (non senza zucchero)
- Bevande energetiche (non senza zucchero)
- Bevande sportive
- Acqua vitaminica
- Succhi di frutta
- Limonata
- Tè freddo zuccherato

- Frappuccino

- Birre non leggere

- Cocktail come margarita, cacciaviti e piña colada

Ora che sai quali cibi evitare con il cheto, puoi apportare le modifiche corrette per continuare a vivere il tuo stile di vita a basso contenuto di carboidrati.